Grundlagen der Kinderzahnheilkunde

Egbert J. Körperich, Hans-Joachim Maiwald

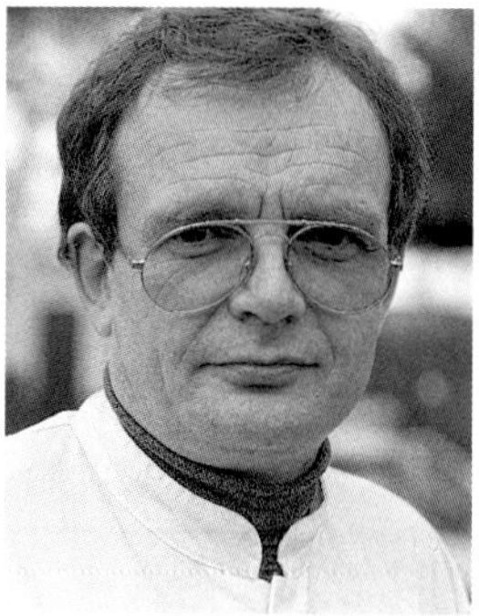

Dr. med. dent. Egbert J. Körperich, Jahrgang 1959, studierte Medizin und Zahnheilkunde an den Universitäten Mainz und Berlin. Von 1984 bis 1995 war er unter anderem Dozent an Krankenpflegeschulen und Kinderkrankenpflegeschulen. Nach seiner Assistenz in freier Praxis ist er seit 1995 wissenschaftlicher Mitarbeiter an der Charité Universitätsmedizin Berlin, CharitéCentrum 3 für Zahnmedizin, Institut für Kieferorthopädie, Orthodontie und Kinderzahnmedizin (Oberarzt für Kinderzahnmedizin). Seine Arbeitsgebiete sind neben der Kinderzahnheilkunde die komplementäre Medizin, interaktive Behandlungsstrategien und minimalinvasive Therapien.

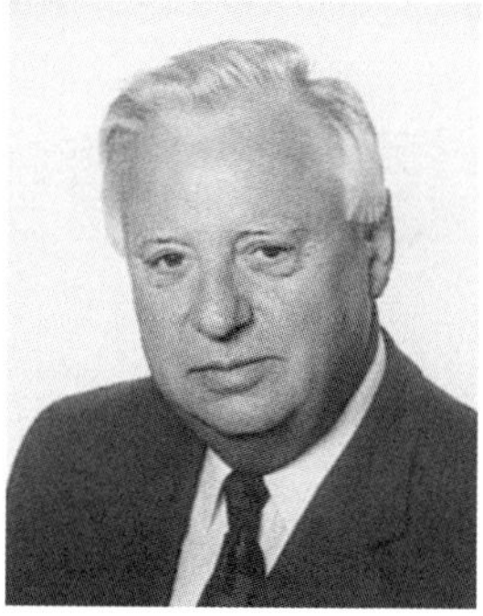

Prof. Dr. med. habil. Hans-Joachim Maiwald, Jahrgang 1938, studierte Zahnheilkunde an der Humboldt-Universität Berlin. Nach seiner Promotion in Berlin war er Dozent in Leipzig. 1977 habilitierte er an der Medizinischen Akademie in Erfurt und wurde 1983 zum ordentlichen Professor für das Fach Kinderzahnheilkunde an der Universität Rostock berufen. 1966 war er Gründungsmitglied und Sekretär der Gesellschaft für Konservierende Stomatologie, 1969 Gründungsmitglied und Sekretär der Gesellschaft für Kinderstomatologie, deren Vorsitz er von 1978 bis 1987 innehatte. 1980/81 war er Copresident of the European Organization for Caries Research (ORCA). Seit 2001 ist Professor Maiwald im Ruhestand.

Praxisorientiertes und praxiswirksames Expertenwissen für Zahnärzte

Egbert J. Körperich, Hans-Joachim Maiwald

Grundlagen der Kinderzahnheilkunde

spitta

Fachinformationen

Korrespondenzadressen:
OA Dr. med. dent. Egbert J. Körperich
Charité Universitätsmedizin Berlin, CC 3
Centrum für Zahn-, Mund- und Kieferheilkunde
Institut für Kieferorthopädie, Orthodontie
und Kieferzahnmedizin
Assmannshauser Str. 4–6
14197 Berlin
egbert.koerperich@charite.de

Prof. Dr. med. habil. Hans-Joachim Maiwald
Zuckerring 39
23970 Wismar

Hinweis
Der wissenschaftliche Fortschritt in Medizin und Zahnmedizin führt zu immer neuen Erkenntnissen. Autor und Verlag haben große Mühe darauf verwendet, dass das Buch dem Wissensstand bei der Abfassung entspricht. Änderungen sind jedoch grundsätzlich möglich. Der Leser wird daher gebeten, Therapieempfehlungen und Behandlungsverfahren zu prüfen. Die Entscheidung für eine bestimmte Therapie liegt letztendlich in der Verantwortung des behandelnden Arztes und Zahnarztes.

Bibliografische Information der Deutschen Bibliothek
Die Deutsche Bibliothek verzeichnet diese Publikation in der Deutschen Nationalbibliografie;
detaillierte bibliografische Daten sind im Internet über http://dnb.ddb.de abrufbar.

2., überarbeitete und erweiterte Auflage

Ammonitenstraße 1, 72336 Balingen, http://www.spitta.de
Printed in Germany

Covergestaltung: Johannes Kistner
Satz: Petra Freudenmann, Jungingen
Druck: VeBu Druck + Medien GmbH, 88427 Bad Schussenried
ISBN: 978-3-938509-68-5

Inhalt

Vorwort

Kinderbetreuung erfordert spezielle Kenntnisse und Fähigkeiten

Die Betreuung und Behandlung des Kindes ist im Rahmen der zahnärztlichen Tätigkeit zu einem wichtigen Bestandteil geworden, verlangt aber auch spezielle Kenntnisse und Fähigkeiten, weil das Kind kein „kleiner Erwachsener" ist.

Der erste Kontakt des Kindes mit dem Zahnarzt ist oft prägend für sein späteres Verhalten und ihm kommt somit eine außerordentliche Bedeutung zu. Das vorrangige Ziel des Zahnarztes sollte es deshalb zunächst sein, die Behandlungskooperation des Kindes aufzubauen, weil nur so die notwendige Mitarbeit im Rahmen der Prävention und einer erfolgreichen Behandlung erreicht werden kann. Die hierfür investierte Zeit zahlt sich in Form einer auf Vertrauen, Erfahrung, Wissen und Verständnis basierenden Mitarbeit der Kinder aus.

In dem vorliegenden Fachbuch „Grundlagen der Kinderzahnheilkunde", das das Thema praxisorientiert und komprimiert aufbereitet, um dem praktisch tätigen Zahnarzt eine schnelle Orientierung und Umsetzung bei der Behandlung zu ermöglichen, werden neben psychologischen Hinweisen vor allem Empfehlungen zur Schmerzvermeidung beziehungsweise Schmerzbehandlung, zur Behandlung der Caries profunda beim Milch- und jugendlichen bleibenden Zahn, zur Füllungstherapie, zur Endodontie, zur Behandlung von Unfallverletzungen, zur prothetischen Versorgung bei vorzeitigem Milchzahnverlust sowie zur Betreuung von behinderten Kindern gegeben. Diese basieren auf der langjährigen Erfahrung der Autoren bei der zahnärztlichen Betreuung von Kindern und der Auswertung von internationaler Literatur.

Im Rahmen der zahnärztlichen Betreuung des Kindes spielt natürlich auch die Gesunderhaltung eine große Rolle. Da die kariösen Läsionen sowie die Folgen der Parodontitis bereits in der ersten Dentition irreversible Schädigungen darstellen, die bereits bei kleinen Kindern auftreten, müssen präventive Maßnahmen wirksam werden, solange die Zähne und das Parodont noch gesund sind. Dieser Teil einschließlich der Fissurenversiegelung wird im vorliegenden Fachbuch ausgeklammert, da hierfür ein gesonderter Band „Noninvasive Kariestherapie und minimalinvasive Füllungstherapie" vorgesehen ist.

Die verkaufte erste Auflage beweißt, dass das Interesse an der Kinderzahnheilkunde in den letzten Jahren stark gewachsen ist. Den Mitarbeitern des Spitta Verlages sei für die schnelle Herausgabe der überarbeiteten zweiten Auflage herzlich gedankt. Die Mühe hat sich gelohnt, wenn das Fachbuch zu einem wichtigen Standardwerk in der Praxis des Zahnarztes geworden ist.

Berlin und Wismar, Februar 2008

Egbert J. Körperich und Hans-Joachim Maiwald

1
Das Kind in der zahnärztlichen Praxis

Hans-Joachim Maiwald

Von der akuten Einzelbehandlung zur Familienbetreuung

Im Mittelpunkt der zahnärztlichen Praxis stehen der Patient und die zahnärztliche Behandlung. Lange Zeit bedeutete dies die Konzentration auf die prothetische Versorgung, mit der gut Geld verdient werden konnte, sodass sich viele Praxen auf dieses Fachgebiet spezialisierten. Diese Zeit ist im Wesentlichen vorbei. Doch nicht nur die bisherige Gewichtung der Prothetik gehört der Vergangenheit an, sondern auch die Konzentration des Praxisteams auf die Behandlung allein. In einer modern ausgerüsteten Zahnarztpraxis reicht es nicht mehr aus, auf Patienten zu warten, stattdessen muss ein Patientenstamm aktiv aufgebaut werden.

Patientenstamm aufbauen

!

> Wer heute seinen Patienten nicht die gesamte Palette der zahnärztlichen Behandlungs- und Betreuungsmöglichkeiten anbieten kann, wird ganz sicher Existenzprobleme bekommen. Konzeptionelles Denken und Handeln ist gefordert.

Praxisführung

In der zahnärztlichen Versorgung zeichnet sich ein Wandel ab. Der Trend geht eindeutig weg von der Einzelbehandlung hin zur langfristigen Betreuung des Patienten, wobei der Prophylaxe eine wachsende Bedeutung zukommt. In diesem Zusammenhang sind die Untersuchungsergebnisse des Instituts der Deutschen Zahnärzte (Schneller, Micheelis und Mittermeier 1998) interessant, in denen die Akzeptanz und Arbeitsstrategien zur Individualprophylaxe bei niedergelassenen Zahnärzten analysiert wurden.

Akzeptanz und Arbeitsstrategien zur Individualprophylaxe

„19 von 20 Zahnärzten vertreten die Meinung, dass die heutige Zahnheilkunde ohne Prophylaxe kaum noch vorstellbar sei“. Und 82,4 %

fordern, dass die zahnmedizinische Ausbildung an den Hochschulen deshalb konsequenter auf die Strategien der kausalen Krankheitsvermeidung ausgerichtet werden solle. Dagegen steht die Meinung von fast der Hälfte aller Zahnärzte, dass prophylaktische Leistungen nur interessierten Patienten angeboten werden sollen. Dies ist aber heute kaum noch vertretbar, da es mit dem zahnärztlichen Berufsethos nicht in Einklang zu bringen ist. Auf andere Fachgebiete übertragen ist die argumentatorische Schieflage deutlich zu erkennen. So hieße dies für einen Raucher, würde er nicht mit Rauchen aufhören, könnte er künftig nicht mehr mit einer ärztlichen Betreuung rechnen. Dies wäre aber ein Verkennen der Aufgabe des Arztes.

!

Bei der Zahnkaries und den Erkrankungen des Parodonts haben wir heute einen Wissensstand erreicht und auch die Möglichkeiten dazu, diese Erkrankungen zu vermeiden oder zumindest weitgehend einzuschränken.

Häufige Vorbehalte der Zahnärzte gegen Prophylaxe

Fast zwei Drittel der Zahnärzte verwiesen in der IDZ-Studie darauf, dass weder sie noch ihre Helferin zur Motivierung und Gesundheitsberatung ihrer Patienten genügend ausgebildet worden seien. Ein Viertel der befragten Zahnärzte befürchtete, dass sie sich durch die Prophylaxe selbst überflüssig machten. Daraus resultiert, dass nur ein Drittel der befragten Zahnärzte der Meinung ist, dass das gesamte Praxiskonzept auf eine präventive Ausrichtung hin umorganisiert werden müsse. Hier muss sicherlich bei vielen Zahnärzten ein Umdenkungsprozess einsetzen.

Prophylaxe: Wegbereiterin einer neuen Kooperation von Zahnarzt und Patient

Durch die Einbeziehung der Prophylaxe sägen wir ganz sicher nicht am Ast, auf dem wir sitzen, im Gegenteil: Wir eröffnen uns ganz neue Wege in der Zusammenarbeit mit dem Patienten. Bei einer wirksamen Prävention wird es künftig mehr Jugendliche und Erwachsene mit einem besseren oralen Gesundheitszustand geben. Dies bedeutet tatsächlich, dass der Behandlungsaufwand bei diesen Patienten zunächst deutlich zurückgehen wird. Wir werden dann aber auch mehr Patienten im fortgeschrittenen Alter in der Praxis finden, die noch über ein relativ gut erhaltenes Gebiss verfügen und somit einer sehr qualifizierten parodontalen und prothetischen Betreuung bedürfen. Es

Verlagerung des Behandlungsaufkommens

kommt also zu einer Verlagerung des Behandlungsaufkommens in der Altersstruktur der Patienten. Wir benötigen deshalb künftig einen Zahnarzt, der einerseits Kinder vor allem präventiv betreuen und andererseits auch schwerpunktmäßig ältere Patienten parodontal und prothetisch versorgen kann. Um diese Patienten optimal zu betreuen, werden künftig neben zahnärztlichen Fähigkeiten zudem wesentlich bessere Kenntnisse und Fähigkeiten in der psychologischen Führung kleiner und auch älterer Patienten gefragt sein.

Langfristige Patientenbetreuung

Dies führt weiterhin dazu, dass der Zahnarzt nicht nur als „Dienstleister" auftreten kann, vielmehr wird auf der Basis eines sehr guten Vertrauensverhältnisses zwischen Zahnarzt und Patient eine effektive, langfristige Patientenbetreuung aufgebaut. Wie wichtig dieses Vertrauensverhältnis ist, bemerkt beispielsweise so mancher Zahnarzt spätestens dann, wenn der Patient seinen Kostenvoranschlag in den Händen hält und von der in den Medien leider häufig emotional geführten Kostendiskussion verunsichert worden ist.

Familienbetreuung

Integration in Praxiskonzept

Die Umorientierung der zahnärztlichen Praxis auf die langfristige Patientenbetreuung ist also aus verschiedenen Gründen, nicht zuletzt auch als Überlebensstrategie des Zahnarztes, eine zwingende Notwendigkeit. Gut beraten ist man weiterhin, wenn auch die nächste Stufe, die langfristige Familienbetreuung, gezielt in die Praxiskonzeption aufgenommen wird.

Hauszahnarzt

Spezielle Betreuungskonzeption

Dies hat zum Ziel, dass sich der Zahnarzt dabei zum Hauszahnarzt der Familie entwickelt, wobei sich das gesamte Praxisteam dieser Aufgabe stellen muss. Die Betreuung umfasst aber nicht nur die Behandlung aller Familienmitglieder, sondern die Erstellung einer speziellen Betreuungskonzeption für die gesamte Familie.

!

Betreuungskonzeption für die gesamte Familie:
Ausgehend von den klinischen Untersuchungsbefunden ist die Betreuungskonzeption individuell zu erarbeiten unter der Einbeziehung von

- Ernährungs- und Hygienegewohnheiten
- Ergebnissen der Speichelanalysen
- persönlicher Einschätzung von Zugänglichkeit, Motivierbarkeit sowie der
- Mitarbeit der Familienmitglieder

Dass dieses Konzept individuell zu realisieren ist, zeigt sich etwa daran, dass es Familien gibt, bei denen die regelmäßige halbjährliche Kontrolluntersuchung verbunden mit der entsprechenden Beratung für die Überwachung und Früherfassung vollkommen ausreichend ist, und solche, bei denen alle Register der Prävention und Früherfassung sowie Behandlung gezogen werden müssen.

Vorteile der Betreuungsstrategie

Als besondere Vorteile dieser Betreuungsstrategie sind zu nennen:

- regelmäßige Anleitung und Kontrolle prophylaktischer Maßnahmen bei allen Familienmitgliedern
- Nutzung der Familie als „Institution" für die Sicherstellung des Betreuungsprogramms
- Früherfassung und -behandlung von Erkrankungen
- Steigerung der qualitativen Versorgung der Patienten
- Aufbau eines besonderen Vertrauensverhältnisses zwischen Zahnarzt und Familie sowie
- langfristige Sicherung eines Patientenstammes

Vor- und Nachteile der Gruppenprophylaxe

Beim Aufbau eines Prophylaxeprogramms war es bisher üblich, sich zunächst an der Gruppenprophylaxe besonders für Kinder zu orientieren. Dabei konnten durch den Zusatz von Fluoriden im Trinkwasser, Speisesalz und in Zahnpasten, durch die lokale Fluoridapplikation über Mundspüllösungen und Fluoridlacke sowie durch Fluoridtabletten beachtenswerte Erfolge erzielt werden. Diese Form der Prophylaxe hatte den Vorteil, dass nur eine sehr begrenzte Mitarbeit des Einzelnen notwendig war. Dass die aktive Mitarbeit nur begrenzt gefordert wurde und dass der Betreute sich in einer gewissen Sicherheit wiegte, ist gleichzeitig aber auch als ein gewisser Nachteil anzusehen.

Nachteile der Individualprophylaxe

Dieser Nachteil wird wenigstens teilweise durch die ergänzende bzw. auch einzeln durchzuführende individuelle Prophylaxe vermieden. Aber auch hier gibt es Probleme. Die Orientierung auf die Kinder bewirkte teilweise, dass die Eltern ausgeschaltet oder nur begrenzt einbezogen wurden. So existiert in vielen Familien heute noch die Vorstellung, die Kariesprophylaxe beispielsweise sei nur etwas für Kinder. Nicht selten wurde eine eigentlich erfolgreiche Prävention aber auch durch die mit Süßigkeiten umsorgenden Großeltern wieder aufgehoben. Die gemeinsame Zielsetzung in der Familie und dadurch die gegenseitige Unterstützung der Familienmitglieder fehlte vielfach. Deshalb ist es Aufgabe des betreuenden Zahnarztes und seines Teams, die ganze Familie in das Betreuungskonzept einzubinden und den Familien zu vermitteln, dass die Prophylaxe von Karies und parodontalen Erkrankungen eine lebenslange Aufgabe darstellt, d.h. von der Geburt an bis ins hohe Alter zu erbringen ist.

Bedeutung der Prophylaxe vermitteln

Dies ist nicht einfach. Das zahnärztliche Team muss aufklären, motivieren und möglichst alle Familienmitglieder befähigen, die prophylaktischen Maßnahmen auch anwenden zu können, damit die Umsetzung auch gelingen kann. Dies setzt großes Einfühlungsvermögen und psychologisches Geschick voraus.

Empathie

Darüber hinaus lassen sich in diesem Rahmen auch Probleme der Ernährungslenkung, die bisher nur ungenügend vermittelt und darum auch kaum umgesetzt wurden, besser in den Griff bekommen. Hierbei sollte darauf abgehoben werden, dass die persönlichen Zeiten der zuckerbedingten Demineralisation am Zahn und der ständigen Verdrängung des Speichels durch Nahrungsmittel (z.B. lang anhaltendes bzw. häufiges Nuckeln an der Trinkflasche) möglichst kurz gehalten werden, damit mehr Zeit für die Remineralisation zur Verfügung steht. Hier sollte auf das Zähneputzen nach dem Frühstück hingewiesen werden sowie darauf, abends nach dem Zähneputzen möglichst keine

Ernährungslenkung

zuckerhaltigen Getränke oder Nahrungsmittel zu sich zu nehmen. Dabei sollte kein Verbot ausgesprochen werden, sondern eine Empfehlung. Für den Tagesablauf ist zu vermitteln, dass zuckerbedingte Demineralisationen durch das Zähneputzen nach dem Genuss zuckerhaltiger Produkte oder anschließendes Kaugummikauen drastisch verkürzt werden können. Auch sollte darauf aufmerksam gemacht werden, dass eine bewusste Reduzierung zuckerhaltiger Nahrungs- und Genussmittel zwischen den Hauptmahlzeiten und die Wahl von zahnschonenden Produkten die Kariesgefährdung deutlich herabsetzt.

Keine Verbote, sondern Empfehlungen aussprechen

Dieses Prophylaxeprogramm kann am besten in der Familie realisiert werden. Eine besondere Ansprechpartnerin ist die Mutter. Sie hat in der Regel den meisten Kontakt zu den Kindern und kauft ein, sodass sie auf die Versorgung der Familie mit fluoridhaltigen Zahnpasten, fluoridiertem Speisesalz und auf die Einschränkung zuckerhaltiger Produkte Einfluss nehmen kann.

Mutter als besondere Ansprechpartnerin

Weiter ausgebaut werden muss die präventive Betreuung der Jugendlichen und Erwachsenen. Es gibt bereits eine Reihe von Praxen, die beim Aufbau präventiver Programme für Erwachsene über sehr gute Erfahrungen berichten können. Hierbei wird ganz gezielt sowohl auf die Vermeidung des Karieszuwachses als auch auf die Verhinderung parodontaler Erkrankungen abgehoben.

Jugendliche, Erwachsene

Mit dem steigenden Patientenalter schließt diese Prävention zunehmend auch die Speichelkontrolle ein, denn relativ häufig bewirken über einen langen Zeitraum eingenommene Medikamente (z. B. Analgetika, Antiarrythmika, Anticholinergika und Spasmolytika, Antimimetika, Antihistaminika, Antihypertonika, Diuretika, Antiparkinsonmittel, Psychopharmaka) eine Verminderung der Speichelproduktion und somit eine drastische Erhöhung des Erkrankungsrisikos. Auch hier ist regelmäßiges Kaugummikauen nach den Mahlzeiten zu empfehlen, da so die Speichelproduktion insgesamt wieder angehoben und somit das erhöhte Erkrankungsrisiko wieder vermindert werden kann. Ein weiterer günstiger Nebeneffekt ist dabei, dass bei Prothesenträgern durch die Erhöhung der Speichelmenge beim Ruhespeichel der Prothesenhalt wesentlich verbessert wird.

Speichelkontrolle

Kaugummikauen

Früherfassung und -behandlung

Vertrauensverhältnis zum Kind aufbauen

Die Überwachung und Erfassung von Erkrankungen sollte so früh wie möglich beginnen. Damit lässt sich außerdem ein Vertrauensverhältnis zum Kind sehr gut aufbauen. Es kommt mit den Eltern in die Praxis, lernt früh die Praxisräume und den Zahnarzt kennen, ohne dass es sofort auch behandelt werden muss. Wenn dennoch erste kariöse Läsionen diagnostiziert werden sollten, kann durch eine noch relativ kleine Behandlung saniert werden. Später folgt, wenn notwendig, die gezielte Fissurenversiegelung. Alle diese Maßnahmen sind schmerzlos möglich und schaffen so eine gute Behandlungsbereitschaft. Diese Vertrauensbasis ist wiederum eine außerordentlich gute Grundlage für eine effektive Zusammenarbeit bei der Prophylaxe.

Weiterbildungsangebote in der Kinderbehandlung nutzen

Eine so geführte Praxis wird das Problem des Umganges mit weinenden Kindern, wie es leider heute doch noch relativ häufig vorhanden ist, kaum noch kennen. Das Belastende in der Kinderbetreuung tritt zurück und diese wird zur angenehmen Abwechslung im Praxisalltag. Dies setzt allerdings voraus, dass der Zahnarzt in der Kinderbehandlung ausgebildet und geübt ist. Noch aber scheint es vielfach so zu sein, dass der Qualifikation auf diesem Gebiet zu wenig Beachtung geschenkt wird, da viele der angebotenen Weiterbildungen nicht ausgebucht sind. Das Wissen der Erwachsenenbehandlung auf die Kinder anzuwenden genügt aber nicht: Denn – wie schon betont – Kinder sind keine kleinen Erwachsenen.

Wirtschaftsfaktor Kinderbehandlung

Wer die Kinderbehandlung nicht in sein Betreuungsrepertoire aufnimmt, wird langfristig auch mit wirtschaftlichen Einbußen rechnen müssen. Kinder sind nämlich auch in der zahnärztlichen Praxis ein zunehmender Wirtschaftsfaktor, zumal die (Nicht-)Behandlung von Kindern weitere Kreise zieht. So wird der Zahnarzt in vielen Fällen langfristig auch die Eltern als Patienten verlieren, wenn deren Kinder einen anderen Zahnarzt aufsuchen müssen oder wollen (weil sie mit der Behandlung nicht zufrieden sind), und umgekehrt folgen Eltern vielfach ihren Kindern, wenn sich diese in einer Praxis gut aufgehoben fühlen.

Recallsystem

Bei den Jugendlichen und Erwachsenen können durch ein gutes Recallsystem Prophylaxemaßnahmen kontrolliert und eine meistens notwendige Remotivierung durchgeführt werden. Weiterhin kommt auch hier das Prinzip der Früherkennung und -behandlung zum Tragen. Ein wesentlicher Vorteil dabei ist auch, dass mit langfristigen Behandlungskonzepten gearbeitet werden kann, sodass bei der Familienbetreuung die akute Einzelbehandlung in den Hintergrund tritt.

Akute Einzelbehandlung wird zweitrangig

In einer Reihe von Zahnarztpraxen werden traditionell schon immer ganze Familien betreut, wobei aber in der Regel die Behandlung von Erkrankungen im Vordergrund steht. Auch hier gilt es, das bestehende Konzept zu überdenken und gezielt nach einer Optimierung der Familienbetreuung zu suchen.

Familienbetreuung optimieren

Ein Patient, der eine auf die umfassende Betreuung ausgerichtete Praxis betritt, muss bereits beim Betreten des Wartezimmers bzw. bei der Anmeldung spüren, dass in dieser Praxis vieles anders ist. Es liegen nicht nur Zeitschriften aus, sondern der Patient hat die Möglichkeit, sich anhand von Aufklärungsmaterialien zu informieren oder am PC bzw. auf der Homepage Informationsmaterialien abzurufen. Ebenso muss auch eine Spielecke für Kinder vorhanden sein, in der sie sich wohl fühlen können. Das gesamte Praxisteam sollte zudem in der Lage sein, die Fragen der Patienten sachkundig zu beantworten. Noch wird in vielen Praxen viel zu wenig mit den Patienten gesprochen oder ihnen zugehört.

Patient muss sich wohl fühlen

Es wird nicht möglich sein, immer alle Vorstellungen sofort an den Patienten heranzutragen und auch nicht jeder Patient wird sofort alle akzeptieren. Vieles braucht Zeit, aber durch gut begründete Überzeugungsarbeit und auf der Basis von Vertrauen (möglichst langjähriges Vertrauen) kann viel erreicht und eine Situation geschaffen werden, die sich langfristig auch wirtschaftlich rechnen wird. In jeder Praxis sollte daher von Zeit zu Zeit der eingefahrene Alltagstrott (der nicht immer nur negativ sein muss) analysiert und gezielt nach Verbesserungen und neuen Konzeptionen gesucht werden. Dies wird sich lohnen, denn zufriedene Patienten bleiben der Praxis treu und empfehlen ihren Zahnarzt weiter.

Langjähriges Vertrauen zahlt sich aus

Psychologische Hinweise

Vertrauen und Behandlungskooperation

Die Einstellung des Kindes zur zahnärztlichen Betreuung ist von vielen Bedingungen abhängig, die in der Mehrzahl beeinflusst werden können, sodass günstige Voraussetzungen für eine optimale Zusammenarbeit zwischen dem Kind und dem zahnärztlichen Personal zu schaffen sind.

!

Da die regelmäßige präventive und therapeutische zahnärztliche Betreuung der Kinder aufgrund des noch hohen Verbreitungsgrades von Karies, Parodontalerkrankungen und Gebissanomalien bis zum Übergang ins Erwachsenenalter eine unbedingte Notwendigkeit ist, kommt der Herstellung einer guten Behandlungskooperation bei Kindern eine außerordentlich große Bedeutung zu. Die hierfür investierte Zeit zahlt sich in Form einer auf Vertrauen, Erfahrung, Wissen und Verständnis basierenden aktiven Mitarbeit der Kinder aus.

Vor erstem Behandlungstermin

Dieses hohe Ziel zu erreichen setzt voraus, dass die vielfältigen Möglichkeiten zur Herstellung der Behandlungskooperation schon weit vor dem ersten Behandlungstermin geschaffen werden. Eine wichtige Rolle spielen hier der Zahnarzt und sein zahnärztliches Team. Gerade sie können durch ihr Zutun positiven Einfluss nehmen und Barrieren abbauen bzw. diese erst gar nicht entstehen lassen, um Angst, Furcht oder gar Phobien abzuwenden.

!

Begriffserklärungen

Angst: Beschreibung eines allgemeinen qualvollen Leidensgefühls, das keiner spezifischen Angstauslösung bedarf, d. h., Angst kann in verschiedenen Situationen von verschiedenen Ursachen ausgelöst werden.

Furcht: zielgerichtetes Leidensgefühl, das sich ausschließlich gegen eine bestimmte Sache oder Person richtet.

Phobie: völlig übersteigerte Furcht

Entwicklung der Denkprozesse

Sprache

Maßgeblichen Einfluss auf die Entwicklung der Denkprozesse hat der Erwerb der Sprache. Das Kind wird dadurch befähigt, sich in seinen Reaktionen von den verschiedenen konkreten Situationen zu lösen und sich stattdessen gedanklich oder innerlich handelnd mit den wachsenden Anforderungen auseinander zu setzen.

Kindgerechte Sprache ist anschaulich, bildhaft

Im sprachlichen Kontakt mit den Kindern muss man als Erwachsener aber daran denken, dass ihr Wortschatz anfangs noch gering ist und ihre Vorstellungen von den Dingen ihrer Umwelt nicht in jedem Falle mit dem Inhalt der vom Erwachsenen gebrauchten Begriffe übereinstimmen. Die Kategorien, in denen der Erwachsene denkt, sind weitgehend von anschaulich-bildhaften Inhalten befreit; das Kind dagegen denkt in elementaren konkreten Begriffen, die eng an das anschauliche Abbild der Gegenstände gebunden sind.

Vergleiche aus der Erlebniswelt der Kinder

Will man das Kind also mit den Einzelheiten der Behandlung vertraut machen, um dadurch sein Vertrauen zu gewinnen, ist man gezwungen, Vergleiche aus der Erlebniswelt des Kindes zur Erläuterung heranzuziehen. Erst mit zunehmendem Alter und Wissen des Kindes wird es dann möglich, ihm in sachlicher Form Erklärungen zu geben und so seine Behandlungsbereitschaft zu wecken. Es lässt sich dann interessiert die verschiedensten Geräte und Instrumente erklären und ist sogar stolz auf die neu erworbenen Kenntnisse.

Phantasie

Die Phantasie hat im Kleinkind- und auch noch im Vorschulalter besondere Bedeutung. Zwar ist das Kind bereits fähig, wesentliche Merkmale der Gegenstände und Erscheinungen zu erkennen, doch werden diese in der Vorstellung durch eigene Wünsche, Absichten, Hoffnungen oder Befürchtungen stark emotional gefärbt und damit oft verändert. Realität und subjektive Vorstellungen verschmelzen, sodass das Kind zwischen Wirklichkeit und Phantasie oft nicht mehr zu unterscheiden vermag. Das kann zur Folge haben, dass das Kind beispielsweise die zeitliche Reihenfolge von Geschehnissen verwechselt oder auf Suggestivfragen falsch antwortet, ohne bewusst schwindeln zu wollen.

Realität und subjektive Vorstellung verschmelzen

Diese Eigenart des kindlichen Erkenntnisprozesses lässt sich in der zahnärztlichen Sprechstunde ausnutzen, indem man das Kind etwa durch interessante Gespräche vor, während und oft auch nach der Behandlung ablenkt, seine Phantasie anregt und es damit die belastende Atmosphäre des Sprechzimmers vergessen lässt. Zu beachten sind auch bewusst gestellte Suggestivfragen wie etwa „Jetzt tut es nicht mehr weh?“ usw.

Kindlichen Erkenntnisprozess nutzen

!

> Der systematische Abbau von negativen Einstellungen, die sehr stark emotional bedingt sind, ist nicht nur für die augenblickliche Behandlung notwendig, sondern vor allem auch hinsichtlich späterer Begegnungen mit dem Arzt oder anderem medizinischen Personal.

Langfristige Möglichkeiten der psychopräventiven Beeinflussung

Die günstigsten Erfolge sind dann erzielbar, wenn man den ersten Kontakt zu den Kindern sehr früh knüpfen kann. Der günstigste Zeitpunkt ist das zweite oder dritte Lebensjahr. Die Kontaktaufnahme sollte spätestens im Kindergarten erfolgen.

Kontaktaufnahme im zweiten, dritten Lebensjahr

In Zusammenarbeit mit den Eltern, Kindergärten und Schulen sollten Leitbilder geschaffen werden, die aus der Sicht des Zahnarztes folgende Merkmale enthalten sollten:

Positives Leitbild schaffen

„Der Zahnarzt hilft dir deine Zähne gesund zu erhalten, verhütet oder korrigiert Gebissmissbildungen, behandelt erkrankte Zähne und beseitigt eventuell auftretende Zahnschmerzen. Der Zahnarzt ist dein helfender Freund, folge seinen Ratschlägen, halte die Termine für die präventive Betreuung oder die Behandlung regelmäßig und gewissenhaft ein. Deine Probleme kannst du ruhig mit ihm besprechen."

Merkmale

Bei gut betreuten Kindern ist heute der Schmerz kein Leitsymptom mehr, das Kinder zur Behandlung führt! Umgekehrt sollte aber auch nicht mit Erkrankungen und Schmerzen gedroht werden, wenn das Kind nicht gleich entsprechend unseren Wünschen mitarbeitet.

Erstkontakt: Zahnarzt – Kind

Der erste Kontakt zwischen Zahnarzt und Kind sollte möglichst früh und möglichst frei von negativen Emotionen erfolgen. In Zusammenarbeit mit den Eltern wird dieser Termin sorgfältig vorbereitet mit dem Ziel, dass der spätere Gang zum Zahnarzt zu einer selbstverständlichen Gewohnheit wird. Dabei sollten die Eltern weder materielle Belohnungen in Aussicht stellen noch den Besuch mit den Worten „Es tut gar nicht weh" ankündigen. Da die zahnärztliche Praxis und der weiße Kittel durch Erfahrungen mit anderen Arztbesuchen negative Emotionen wecken können, sollte bei diesem ersten Besuch alles getan werden, um negative Emotionen abzubauen und ein Vertrauensverhältnis zu schaffen. Da hierbei keine Behandlung durchgeführt wird, sondern nur eine Untersuchung, lässt sich dieser erste Besuch sehr positiv gestalten.

Möglichst früh, frei von negativen Emotionen

Wenn die Möglichkeit zur Betreuung eines Kindergartens besteht, sollte der erste Kontakt in dieser vertrauten Umgebung des Kindergartens sorgfältig vorbereitet erfolgen. Zahnarzt und Helferin treten hierbei durchaus in ihrer Berufskleidung auf, um eventuell vorhandene Abneigungen bei diesem Besuch abzubauen.

Kindergarten

!

Inhalt des Besuches sollte sein:

- gegenseitiges Kennenlernen
- Demonstration des Zähneputzens an Modellen und beim Kind (es muss sich im Spiegel sehen können)
- Erläuterung des Untersuchungsbesteckes und Durchführung der ersten Untersuchung, bei der die anderen Kinder interessiert zuschauen können und somit der gruppendynamische Effekt genutzt werden kann.

Neugier des Kindes wecken

Daran schließt sich in der folgenden Zeit die Erläuterung des zahnärztlichen Sprechzimmers durch die Kindergärtnerin an, wobei die Neugier des Kindes durch interessante Schilderungen zu wecken ist (z. B. ein Stuhl, der herauf- bzw. herunterfährt, ein „Windpuster" usw.).

Spielerisches Entdecken

Abgeschlossen wird dieser erste Komplex mit dem Besuch beim Zahnarzt. Da die Kinder bei dieser Vorbereitung in Gruppen und nicht durch Schmerzen bedingt das zahnärztliche Sprechzimmer aufsuchen und hier in spielerischer Form alles das entdecken können, was ihnen von der Kindergärtnerin erzählt worden ist, und sie sich weiterhin möglicherweise gegenseitig in den Mund schauen können, gestaltet sich dieser Tag zu einem großen positiven Erlebnis.

Im Anschluss: Mundhygiene-Aktion, regelmäßige Kontrollen

Der weitere Kontakt wird aufrechterhalten durch die Fortführung der Mundhygiene-Aktionen, die regelmäßigen Kontrolluntersuchungen sowie die eventuelle Behandlung karieskranker Kinder in Gruppen. Bei einer derartigen Zusammenarbeit wird der Kontakt zum Zahnarzt zu einer Selbstverständlichkeit und Aversionen werden gar nicht erst aufgebaut. Die so erzielte Behandlungsbereitschaft geht auch bei eventuell notwendigen schmerzhaften Behandlungen nicht verloren, das Vertrauensverhältnis leidet nicht.

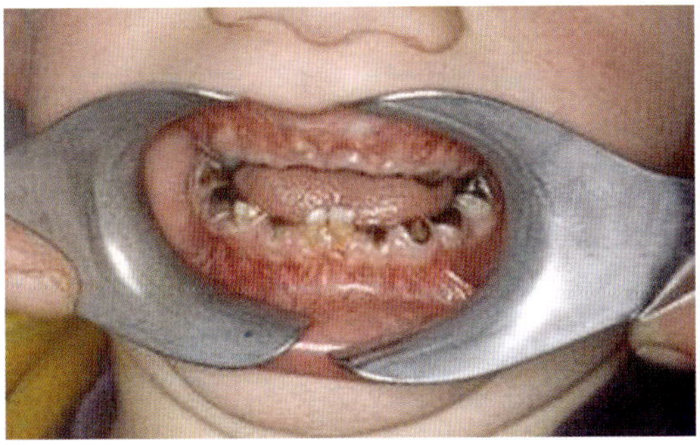

Abb. 1
Earlier Childhood Caries in Ober- und Unterkiefer bei einem fünfjährigen Kind. Der Patient bedarf einer besonderen Behandlung zur Verbesserung und Stabilisierung der oralen Gesundheit.

Weitere unterstützende Maßnahmen sind die Einflussnahme über die Massenkommunikationsmittel sowie die Gestaltung von Lehrveranstaltungen in Kindergärten, Schulen sowie bei Elternabenden.

Unterstützende Maßnahmen

Kurzfristige Möglichkeiten der psychologischen Beeinflussung

Hierunter sind alle Maßnahmen zu verstehen, die im direkten Kontakt mit den Kindern und Eltern in der zahnärztlichen Sprechstunde ergriffen werden können. Sie sind im Wesentlichen darauf gerichtet, dem Entstehen von Misstrauen, Angst und Schmerzen entgegenzuwirken. Dazu müssen die kleinen Patienten und ihre Begleiter vom Betreten des Wartezimmers an über die Behandlung bis zur Verabschiedung die freundliche Atmosphäre sowie die liebevolle Einstellung zu ihnen spüren und erleben.

Zahnärztliche Sprechstunde: Misstrauen, Angst, Schmerzen entgegenwirken

Die ersten positiven oder negativen Emotionen werden beim Betreten des Wartezimmers geweckt oder verstärkt. Dieser Raum sollte hygienisch, aber trotzdem freundlich, teilweise speziell für Kinder eingerichtet bzw. gestaltet sein. Ein volles Wartezimmer sowie lange Wartezeiten tragen natürlich nicht zur Schaffung einer guten Atmosphäre bei. Deshalb ist ein durchdachtes und funktionstüchtiges Bestellsystem in der kinderzahnärztlichen Praxis eine unbedingte Notwendigkeit. Es muss dabei berücksichtigt werden, dass sich beispielsweise Klein- und Vorschulkinder immer dann recht gut lenken lassen, wenn sie frisch und ausgeschlafen sind. Werden sie zu anderen Zeiten bestellt, sind sie bei der Behandlung eventuell quengelig und nicht so

Wartezimmer

Funktionstüchtiges Bestellsystem

gut ansprechbar. Besser sind daher Termine frühmorgens oder nach dem Mittagschlaf.

Praxismitarbeiter(innen)

Ein weiterer wichtiger Aspekt ist der Kontakt mit dem zahnärztlichen Personal. Alle Praxismitarbeiter müssen gleichmäßig und einheitlich gegenüber den Kindern und Eltern auftreten. Dabei kommt den ersten Worten und Fragen eine besondere Bedeutung zu. Wichtig ist dabei, dass die Kinder als eigenständige Persönlichkeit behandelt und ihren Problemen sowie ihrer Privatsphäre volle Aufmerksamkeit geschenkt wird.

Umgang mit Eltern

Bei jüngeren Kindern erscheint es sinnvoll, beim ersten Besuch die Eltern mit in den Behandlungsraum zu nehmen. Dies hat meist auf die Kinder einen beruhigenden Einfluss und stellt gleichzeitig einen guten Kontakt zu den Eltern her. Auch den Eltern ist es wichtig zu wissen, wo und von wem ihr Kind betreut wird. Bei den Wiederbestellungen dagegen bleiben sie besser im Wartezimmer. Dies gilt auch in den Fällen, bei denen sich die Kinder einer Behandlung zunächst widersetzen (keine Erziehungsmaßnahmen der Eltern im Sprechzimmer dulden!).

Kommunikation mit dem Kind

Ein entscheidendes Bindeglied zwischen Arzt und Patient stellt das Gespräch dar, das natürlich vom Arzt unter psychotherapeutischen Gesichtspunkten zu führen ist. Zu beachten ist dabei, dass man das Kind nicht unterfordert bzw. „kindisch" behandelt. Alle Fragen, die das Kind selbst beantworten kann, sollten deshalb auch nicht an die Eltern, sondern direkt an das Kind gerichtet werden. Dies gilt auch schon bei Kleinkindern. Die Erläuterung der Behandlung sowie der Behandlungsinstrumente trägt wesentlich zum Vertrauensverhältnis bei, muss aber dem Verständnis des Kindes angepasst sein. Als hilfreich hat sich bei kleinen Kindern erwiesen, wenn man die Instrumente „sprechen" lässt und der Arzt dabei das Gesagte demonstriert (z.B.: „Ich bin der Spiegel und kann mir deine Zähne von allen Seiten anschauen." - am Finger des Kindes vorführen; „ Ich bin der kleine Finger und kann den Zahn abfühlen." - Sonde am Fingernagel tasten lassen; „Ich bin der Windmacher und puste deinen Zahn trocken." - ebenfalls am Finger demonstrieren usw.). Besonders positiv haben sich auch Vergleiche aus der kindlichen Erlebniswelt bewährt (z.B. Kariesentfernung mit dem Exkavator – Vergleich mit der Schmutzentfernung unter den Fingernägeln). Weiterhin günstig erweist sich die Vereinbarung, dass das Kind durch Handzeichen die Behandlung unterbrechen kann.

Besonders wichtig ist das Gespräch nach schmerzhaften Eingriffen, bzw. wenn es dem Kind nicht gelungen ist, seine vielleicht unbegründete Angst und Erregung zu beherrschen. Das Kind sollte sich im Behandlungsraum beruhigen und gerade dabei die freundliche Zuneigung der Mitarbeiter erleben. Es versteht sich von selbst, dass jede Beschimpfung wie zum Beispiel „Du bist böse, unartig" usw. sowie jede Bloßstellung und Lächerlichmachung unterbleibt, dies schadet sonst unweigerlich dem Vertrauensverhältnis.

Gespräch bei schmerzhaften Eingriffen/ angsterfüllten Situationen

Unsere Einflussnahme muss den meist vorhandenen Willen zur Standhaftigkeit stärken und dem Kind Mut machen. Hervorzuheben ist die positive Wirkung von Lob und Auszeichnung, besonders vor den Eltern oder anderen Kindern.

Kind durch Lob stärken

Gelegentlich bringen Kinder Zeichnungen für ihren Zahnarzt mit – sie sollten besondere Beachtung finden und möglichst auch an einem Ort aufgehängt werden, an dem das Kind sie beim nächsten Mal wieder sehen kann.

Es muss betont werden, dass die Einstellung auf die kleinen Patienten und das Bemühen, die aktuelle Behandlungsbereitschaft herzustellen, keineswegs zur Vernachlässigung der Zielstrebigkeit und Konsequenz in der Behandlung führen darf.

Behandlungsziel aufrechterhalten

Besonderheiten im Handeln

Denken und Handeln sind in dem genannten Entwicklungsabschnitt noch sehr eng miteinander verbunden. Oft setzt das Kind seine Vorstellungen sofort in die Tat um (z.B. es will über die Straße und läuft los). Dabei erlebt es nicht selten Misserfolge, weil seine Kräfte und Möglichkeiten in keiner Weise ausreichen, um die Vorstellungen zu realisieren. Besteht zwischen dem individuellen Streben des Kindes und den erzieherisch notwendigen Einschränkungen ein Gleichgewicht, dann vollzieht sich die Entwicklung der Persönlichkeit und des

Selbstwertgefühl des Kindes

Selbstgefühls in natürlicher Weise. Erfährt das Kind aber häufig eine Bedrohung, Gefährdung und Einengung seiner Person, wird die Entwicklung beeinflusst. Schaltet sich der Erwachsene bei der Durchsetzung bestimmter Zielvorstellungen mit Hilfen, Belehrungen oder Verboten ein, reagiert das Kind leicht mit Trotz.

Trotzreaktionen

Eine besonders kritische Zeit, in welcher Trotzreaktionen gehäuft und heftig auftreten, ist das dritte und vierte Lebensjahr. „Ich will" ist eine Forderung, die das Kind in diesem Stadium seiner Entwicklung mit allem Nachdruck vertritt. Für Erwachsene, die mit Kindern dieser Altersstufe in irgendeiner Weise arbeiten, ist es wichtig zu wissen, dass Trotzreaktionen keineswegs Ausdruck einer Aggression gegen einzelne Personen sind. Sie müssen vielmehr als Reaktion auf erlebte pädagogische Eingriffe in die kindlichen Handlungen und Wünsche gewertet werden.

Trotz ist Ausdruck emotionaler Erschütterung

Auch zahnärztliche Eingriffe können zum auslösenden Moment für heftige Trotzattacken werden, denen Arzt und Schwester nicht selten hilflos gegenüberstehen. Fast immer stellen diese Trotzreaktionen Kurzschlusshandlungen dar, die vom Kind zunächst ungewollt, also nicht beabsichtigt sind. Es will primär nicht unbedingt seinen Willen durchsetzen, sondern ist emotional erschüttert und verliert dabei den Kontakt mit der Umwelt. Es ist nicht mehr ansprechbar, hört nicht auf unser Zureden und sieht nicht, was wir ihm zeigen wollen.

Ursachen

Ursachen für Trotzreaktionen können auch Erziehungsfehler sein, wie etwa die prinzipielle Erfüllung aller Wünsche. Die geringste Versagung kann bei diesen Kindern Trotzreaktionen auslösen. Diese Kinder wissen sehr genau, wer sie verwöhnt und bei wem sie mit diesen Reaktionen Erfolg haben. Schickt man diese Person aus dem Sprechzimmer, klingt die Reaktion oft sehr schnell ab.

Wie soll man sich nun verhalten, wenn im Sprechzimmer solche Trotzreaktionen auftreten?

Verhaltensmöglichkeiten des Zahnarzts

Dem Zahnarzt bieten sich zwei Möglichkeiten: Die erste und bequemste besteht darin, dass man die Behandlung abbricht und das Kind unter Beschimpfungen nach Hause schickt. Es hat sich dann dem Erwachsenen gegenüber durchgesetzt und wird dies auch bei anderen

Gelegenheiten immer wieder versuchen. Dieser Weg ist selbstverständlich aus zwingenden Gründen abzulehnen, obwohl er leider noch oft beschritten wird. Immer wieder werden Kinder in die Klinik überwiesen, von denen die Eltern meist verzweifelt berichten, dass sie schon bei vielen Zahnärzten „hinausgeworfen“ worden sind.

Verhaltensbeispiel

Um die zweite Möglichkeit der Reaktion auf kindliche Trotzreaktionen zu demonstrieren, soll ein praktisches Beispiel angeführt werden, das für viele stehen mag: Ein vierjähriger Junge, schon bei vielen Zahnärzten unbehandelt geblieben, rief bereits im Wartezimmer: „Ich will Narkose“! Nur mit großer Mühe konnte er von einer Helferin in den Behandlungsraum gebracht werden. Erst nachdem ihm zugesichert wurde, dass er die gewünschte Narkose bekomme, wurde er zugänglicher. Bei der Untersuchung stellte sich heraus, dass der stark zerstörte obere erste Milchmolar extrahiert werden musste. Dem Jungen wurde erzählt, dass wir am Zahn einen kleinen Pieks machen würden, dann habe er seine Narkose. Das Kind war bei der Injektion und Extraktion völlig gelöst, nicht mehr verängstigt und ließ sich auch später ausgezeichnet führen. Daraus wird deutlich, wie schnell ein Vorschulkind in seinem Verhalten korrigiert und völlig umgestellt werden kann. Es klappt aber nicht immer so leicht.

Ansprechbarer Zustand des Kindes

Wichtig ist in jedem Falle, dass es gelingt, das Kind in einen ansprechbaren Zustand zu versetzen. Man erreicht das entweder, indem man etwas Zeit verstreichen lässt und das Kind nicht für wichtig nimmt (es darf durch seine Trotzreaktion nicht zum Mittelpunkt werden), oder indem man es wieder zum aktiven Handeln anregt. Es soll uns anschauen, vom Stuhl steigen usw. Bei vielen Kindern sind dann bereits nach wenigen Minuten alle Trotzreaktionen verschwunden.

Dem Kind gegenüber konsequent bleiben

Der Zahnarzt muss dann entscheiden, ob er die Fortsetzung der Behandlung durch Überzeugung erreichen kann oder ob er ausnahmsweise einmal „sanfte Strenge“ anwendet. Bei Kindern, die sehr streng erzogen werden und praktisch immer unter Angst stehen, wird Überzeugung, Güte und Ruhe Erfolg bringen, bei verwöhnten Kindern der zweite Weg. Dem kleinen Patienten gegenüber konsequent zu bleiben ist sehr wichtig. Die Behandlung muss deshalb fortgesetzt werden, wenn auch oft nur symbolisch, indem man beispielsweise mit einem Finierer am Zahn weiterarbeitet, wodurch bestimmt keine

Schmerzen ausgelöst werden. Das Kind muss dabei merken, dass die Behandlung auch gegen seinen Willen in seinem Interesse weitergeführt wird und dass seine Furcht unbegründet war. Nicht das Fertigpräparieren einer Kavität ist in diesem Moment unser Ziel, sondern die Gewinnung des Kindes.

Ablenkung

Oft sind Trotzreaktionen vermeidbar, wenn man das Kind nicht von vornherein zur Passivität verurteilt, sondern die ihm innewohnende Aktivität ausnutzt, indem man es ablenkt, ihm sehr viel erklärt und zeigt, vor allem aber, indem man ihm eine Aufgabe stellt, das Kind etwas selbst machen lässt.

Schon bei der Begrüßung müssen Arzt und Helferin bestrebt sein, zum Kind einen guten Kontakt herzustellen. Das beginnt mit Fragen nach persönlichen Dingen, Staunen über die Kleidung, mitgebrachte Spielsachen, das Zuhören und Eingehen auf die Wünsche des Kindes oder mit der Aufforderung, sich selbst ein Wasserglas oder einen Becher auszusuchen.

Adaptationsecke

Als sehr vorteilhaft für die Gewöhnung der Kinder hat sich die Einrichtung einer Adaptationsecke im Sprechzimmer bewährt. Ängstliche Kinder haben hier die Möglichkeit, sich vor der eigenen Behandlung mit dem Sprechzimmer und dem Personal vertraut zu machen.

Psychopräventive Beeinflussung der Eltern

Die psychopräventive Beeinflussung muss über die Kinder hinaus auch auf die Eltern wirken. Mit ihnen können vorbereitende Maßnahmen besprochen werden. Dazu gehört unter anderem, dass sie es unterlassen sollten, dem Kind Moralpredigten zu halten (etwa, dass es die Familie nicht blamieren soll) oder immer wieder darauf hinzuweisen, dass es gar nicht weh tut, dass es artig sein muss. Hierdurch kommt es nur zur Provokation von Angst und Furcht.

Langfristige Psychoprävention

Alle Maßnahmen in der Sprechstunde sollten insbesondere unter dem Gesichtspunkt der langfristigen Psychoprävention gesehen werden. Unbedachtes, die Persönlichkeit des Kindes missachtendes und bewusst irreführendes Vorgehen führt unweigerlich zur Abneigung, die dann wiederum nur mit viel Liebe, Geduld und großem Zeitaufwand abgebaut werden kann.

Umgang mit schlecht mitarbeitenden Kindern

Die Mitarbeit der Kinder ist nicht in allen Phasen der zahnärztlichen Betreuung gleich. In den meisten Fällen lassen sich jedoch anfängliche Schwierigkeiten durch entsprechende psychologische Beeinflussung beseitigen. Es gibt aber auch eine kleine Anzahl von Patienten, bei denen keine Erfolge eintreten. In der Literatur wird das Thema unter dem Begriff „Dental Behavior Management Problems in Children (BMP)" geführt und soll 9 bis 10,5% der Kinder betreffen. Als Ursachen wurden Angst und Furcht, Temperament, Alter, Geschlecht sowie allgemeine und soziale Probleme genannt. Für diese Kinder muss vom Zahnarztteam ein individuelles Betreuungsprogramm entwickelt werden. Die Ursachen für schlecht mitarbeitende Kinder sind so vielfältig, dass keine pauschale Behandlungsempfehlung gegeben werden kann.

Dental Behavior Management Problems in Children

Ängstliche Kinder

Zu den schlecht mitarbeitenden Kindern zählen die über das normale Maß hinaus ängstlichen Kinder. Sie klammern sich fest an ihre Begleitperson, wirken stark gehemmt, zeigen einen typischen ängstlichen Gesichtsausdruck und sind nicht in der Lage, die Angst durch ihren Willen zu beherrschen. Schon kleine Ursachen bringen sie aus dem Gleichgewicht, bedingen Leibschmerzen, Herzklopfen, Pulsbeschleunigung oder ein Zittern der Glieder.

Herzklopfen, Pulsbeschleunigung, Zittern

Bei ihnen muss man mit besonderer Vorsicht vorgehen. Jede Bewegung, Maßnahme, jedes Instrument, was Angst und Misstrauen verstärken kann, muss man erklären und durch entsprechende Demonstration die Harmlosigkeit unter Beweis stellen (z.B. den Exkavator oder Bohrer am Fingernagel in Funktion zeigen u. a.). Jedes Festhalten steigert die Angst ins Unermessliche und ist deshalb kontraindiziert. Bei ängstlichen Kindern hilft nur Geduld und Ausdauer, die Unterstützung ihres schwachen Willens zur Standhaftigkeit und eine liebevolle Führung. Wenn es gelingt, das Vertrauen zu gewinnen, können sie sehr anhängliche Patienten werden.

Geduld und liebevolle Führung

Eventuell Prämedikation

Zu Beginn der Behandlung kann auch der Versuch unternommen werden, eine Prämedikation einzusetzen, jedoch sollten die Erfolgserwartungen dabei nicht zu hoch angesetzt werden.

Leicht verprellbare Kinder

Gefühlslabil, unlustig

Eine andere Gruppe stellen die leicht verprellbaren Kinder dar. Sie wirken gefühlslabil, quengelig, unlustig und gehören scheinbar nicht zu den fröhlichen und lachenden Kindern. Sie werden oft von der Umwelt „verstoßen", sodass es schrittweise zu einer Verstärkung der Verstörtheit kommt.

Mangel an Durchsetzungs- und Kontaktfähigkeit

Die Kinder sind sehr unsicher und leiden an einem Mangel an Durchsetzungskraft sowie Kontaktfähigkeit. In der Situation des Verprelltseins verschließen sie sich uneinsichtig dem Reden der Umstehenden, verharren in einer Abwehr, sperren sich oder werden aggressiv. Das Kind ist in dieser Situation zur gedanklichen Verarbeitung des Gesagten nicht in der Lage, und es wäre deshalb völlig falsch, dieses Verhalten moralisch zu werten und es vielleicht als böse oder ungezogen zu betrachten.

Begleitperson im Wartezimmer

Die Begleitpersonen versuchen sehr oft, das Kind zu korrigieren, zu tadeln und drohen mit anderen Maßnahmen. Es erweist sich deshalb bei diesen Kindern als sehr vorteilhaft, wenn man die Begleitperson im Wartezimmer Platz nehmen lässt. Weiterhin darf das Kind in dieser Situation nicht einfach weggeschickt werden. Wiederum mit Geduld und Umsicht muss man versuchen, nachdem sich die Gefühlserregungen etwas gelegt haben, das Vertrauen zu gewinnen. Hierbei spielt der Zeitfaktor eine wesentliche Rolle. Das Kind sollte im Behandlungsraum bleiben, alles kennen lernen (Adaptationsecke) und eventuell sogar mithelfen (z. B. Wassergläser hinstellen usw.).

Kind muss Sicherheit gewinnen

Das Kind muss seine Unsicherheit überwinden und ein Gefühl der Sicherheit bekommen. Seine Leistungen müssen Anerkennung finden. Schickt man es aber nach Hause, so wird der nächste Besuch aus der Sicht des Kindes noch weniger kontrolliert ablaufen.

Motorisch unruhige Kinder

Eine weitere Gruppe von Kindern zeichnet sich durch eine starke motorische Unruhe aus. Ihren Bewegungen fehlt die Schönheit, sie fließen nicht richtig und sind unkoordiniert. Vieles erscheint als sinnlos oder als lästige Angewohnheit. Zur motorischen Unruhe kommt eine hohe Impulsivität hinzu. Ein solches Kind kann das ganze Behandlungszimmer in Bewegung bringen, es greift nach diesem oder jenem ohne erkennbaren Sinn und ohne besondere Konzentration. Es wird von allem abgelenkt, sodass eine Behandlung große Schwierigkeiten bereitet. Maßnahmen, die das Kind zur Ruhe zwingen sollen (z. B. Festhalten), bewirken in der Regel das Gegenteil. Hier helfen weder Kritik noch Ermahnungen, hier hilft nur die Ruhe des Behandelnden. Eine Unterstützung kann durch eine Prämedikation erwartet werden. In der Literatur findet man dieses Verhalten unter „Aufmerksamkeits-Defizit-Hyperaktivitäts-Störung (ADHS)“ oder einfach als „Aufmerksamkeits-Defizit-Störung (ADS)“ beschrieben.

Unkoordinierte Bewegungen

Ruhe des Behandelnden, eventuell Prämedikation

Kinder mit starken Affekten

Die Behandlung von Kindern mit starken Affekten oder eines geringen Intelligenzgrades gestaltet sich in Abhängigkeit vom Grad der Störung unterschiedlich. Ein Teil von ihnen lässt sich nach entsprechender Gewöhnung und Prämedikation durchaus behandeln.

Gewöhnung, eventuell Prämedikation

Bei anderen bleibt nur die Behandlung in Allgemeinnarkose. In solchen Fällen muss bei der Therapie sehr konsequent und unter Vermeidung aller Kompromisse vorgegangen werden, um die Zahl der Narkosebehandlungen für die nächsten Jahre möglichst gering zu halten. Bei ihnen ist besonders die schon frühzeitig einsetzende Kariesprävention notwendig, um damit die Behandlungsnotwendigkeit auch drastisch zu senken.

Allgemeinnarkose

Bei Kindern, die in Intubationsnarkose behandelt worden sind, sollte danach durch kleine innovative Maßnahmen und ein engmaschiges Recall versucht werden, eine Behandlungskooperation aufzubauen.

2
Zahnärztliche Untersuchung, Diagnostik und Behandlungsplanung

Hans-Joachim Maiwald

Zahnärztliche Untersuchung und Diagnostik

Gesamtbetrachtung des Patienten und Anamnese

Gesamten Organismus einbeziehen

Die allgemeinen Grundsätze der zahnärztlichen Untersuchung, wie sie für Erwachsene gelten, werden in gleicher Weise auch beim Kind angewendet. Dabei sollten Anamnese, Diagnostik und Behandlungsplanung nicht einseitig betrachtet werden, vielmehr ist immer der gesamte Organismus einzubeziehen. Aufgrund der verschiedenen Entwicklungsphasen des Kindes sind dabei ganz spezifische Gesichtspunkte zu beachten.

!

Aus diesem Grund sind prinzipiell in die Untersuchung folgende Aspekte einzubeziehen:

- die Beurteilung der Persönlichkeit des Kindes
- der Allgemein- sowie der Entwicklungszustand des Körpers und des Geistes sowie
- der Entwicklungszustand der Gesichtsregion sowie der Kiefer und Zähne

Gezielte Befragung des Kindes

Wertvolle Hinweise ergeben sich schon bei der Beobachtung des Kindes vom Augenblick beim Betreten des Behandlungszimmers an. Nach der ersten Kontaktaufnahme erfolgt die Aufnahme der Anamnese. Hierbei bedienen wir uns gezielt der Befragung des Kindes, dessen Aussagen durch jene der Eltern ergänzt oder berichtigt werden können. Dabei ist zu beachten, dass für das Kind verständliche Begriffe verwendet werden. Des Weiteren dürfen keine Suggestivfragen gestellt werden, weil sie zwangsläufig zu unverwertbaren Aussagen führen.

In der Anamnese ist die gezielte Frage nach Kinderkrankheiten unerlässlich, weil sie für die Diagnostik und Therapie von Bedeutung sein kann. Ebenfalls ist bereits beim Kind nach allergischen Reaktionen zu fahnden, um bei dem heutigen Verbreitungsgrad von Allergien bei der Behandlung nicht unliebsam überrascht zu werden.

Kinderkrankheiten

Allergien

Bei der Schilderung der Symptome erscheint es vorteilhaft, wenn man die Kinder auffordert, mit ihren Fingern den aus ihrer Sicht schuldigen Zahn oder die schmerzende Region selbst zu zeigen. Bei der Beurteilung der Angaben ist zu berücksichtigen, dass Schmerzen auf andere Regionen projiziert werden können und dass Eltern oft eine falsche Kieferseite (seitenverkehrt) benennen.

Schilderung der Symptome

Auf der Grundlage der anamnestischen Erhebung dürfen keine voreiligen Diagnosen gestellt werden, weil daraus oft eine einseitige und fehlerhafte Befunderhebung und weiterhin dann eine falsche Diagnose und Behandlung die Folge sein können.

Klinische Befunderhebung

Extraorale Untersuchung

Bei der extraoralen Untersuchung erfasst man zunächst sichtbare Veränderungen im Kopf- und Halsbereich, wie etwa Asymmetrien, Hautveränderungen, Fistelbildung usw. Auffallend ist, dass Begleitödeme bei Entzündungen im Kindesalter wesentlich schneller und im stärkeren Ausmaß in Erscheinung treten als bei Erwachsenen. Mittels bimanueller Palpation wird versucht, die Abgrenzung und Lokalisation einzuschätzen, im Unterkieferbereich besonders die Tastbarkeit des Unterkieferrandes. Bei der Palpation der Lymphdrüsen lassen sich im Kindesalter oft Schwellungen nachweisen, ohne dass zahnärztliche Befunde eruiert werden können. Es versteht sich von selbst, dass jede Manipulation vorsichtig und möglichst unter Vermeidung von Schmerzen zu erfolgen hat.

Sichtbare Veränderungen an Kopf und Hals

Zeigt das Kind Anzeichen von erhöhter Körpertemperatur, so sollte – auch wenn die Eltern dies bereits getan haben – erneut Fieber gemessen werden. Weitere Beachtung muss der Öffnungsbewegung des Unterkiefers geschenkt werden, besonders hinsichtlich der Öffnungs-

Erhöhte Körpertemperatur

Öffnungsbewegung des UK

möglichkeit sowie der möglichen Seitenabweichung. Dies ist speziell bei Unfallverletzungen notwendig, da sich gegebenenfalls der Behandler auf die auffallenden Zahnverletzungen konzentriert und die eventuell vorhandene Verletzung des Unterkiefergelenks übersieht.

Mundatmung, Lutsch-, Bissgewohnheiten

Von Bedeutung ist auch die Feststellung einer Mundatmung sowie von Lutsch- und Bissgewohnheiten (Betrachten der Finger, der Lippe sowie der Zunge).

Intraorale Untersuchung

Mundsituation und -hygiene

Bei der intraoralen Untersuchung verschafft man sich zuerst einen Überblick über die Gesamtsituation im Mundbereich und über den Grad der Mundhygiene (Zahnbelag, Zahn- und Mundpflege).

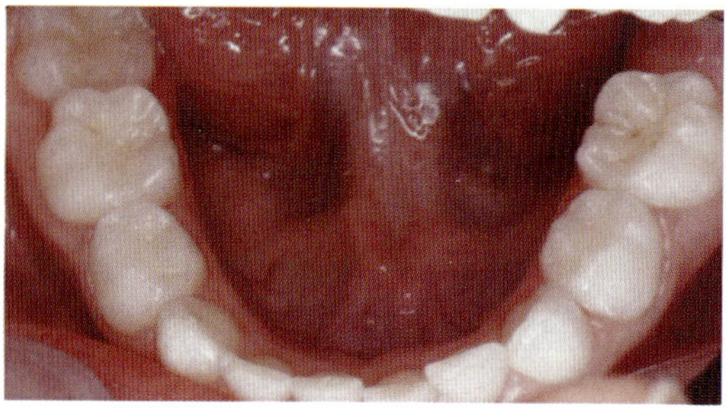

Abb. 2
Kariesfreies Milchgebiss bei einem sechsjährigen Patienten, Molar im Durchbruch

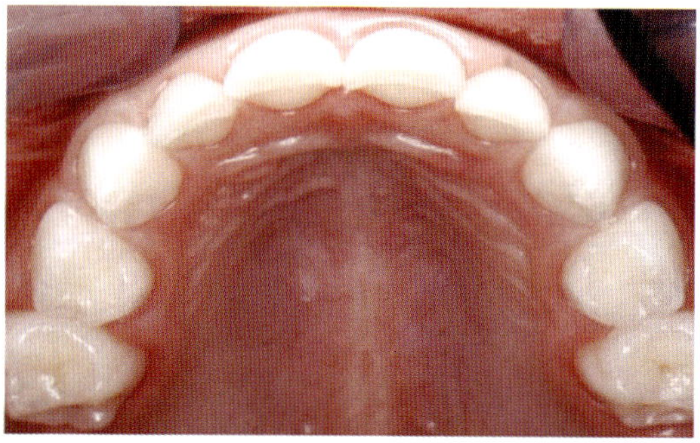

Abb. 3
Kariesfreies Milchgebiss bei einem fünfjährigen Patienten

Gebissentwicklung überwachen

Eine wichtige Aufgabe des betreuenden Zahnarztes ist es auch, bei seinen kleinen Patienten die Gebissentwicklung in allen ihren Phasen zu überwachen und – wenn nötig – zur Vermeidung von Fehlentwicklungen steuernd einzugreifen beziehungsweise in Zusammenarbeit mit dem Kieferorthopäden eingetretene Fehlentwicklungen rückgängig zu machen. Es ist deshalb zu empfehlen, bei der Untersuchung alle Abweichungen von der Norm zu registrieren (Zahndurchbruch, Zahnstellung, Zahnzahl, Größenverhältnisse, Okklusions- und Artikulationsverhältnisse) und eventuell auch eine Modellanalyse durchzuführen.

Abweichungen registrieren

Zu achten ist ferner auf die Möglichkeit, dass Zähne verwechselt werden können (zum Beispiel zweiter Milchmolar und Sechsjahrmolar bei frühzeitigem Verlust des zweiten Milchmolaren, Sechsjahr- und Zwölfjahrmolar bei frühzeitigem Verlust des ersteren, Eckzähne des Milch- und bleibenden Gebisses).

Verwechslung von Zähnen

Zur Kariesdiagnostik werden alle zugänglichen Zahnflächen mit der Sonde abgetastet (am sichersten nach gründlicher Hygienisierung der Mundhöhle und relativer Trockenlegung). Bei einer einfachen Blickdiagnostik kann zum Beispiel die Karies an den bukkalen Flächen der Sechsjahrmolaren, weil die Läsionen mit Plaque gefüllt sind, übersehen werden.

Kariesdiagnostik

Im Approximalraum der Milchzähne ist eine beginnende Karies oft auch mit einer Häkchensonde wegen der breiten Kontaktfläche nicht auffindbar. Deshalb muss auf jede Schmelzverfärbung in diesem Bereich geachtet werden und bei Unklarheiten mit Endoskopielampe oder Kaltlichtsonde bei ausgeschalteter OP-Leuchte oder auch mit Laserfluoreszens durchleuchtet werden. Im Zweifelsfall ist dann das Röntgenbild heranzuziehen. Die Beurteilung der Tiefenausdehnung der Karies in Richtung Pulpa ist nicht immer ohne weiteres feststellbar, da besonders im Milch- und jugendlichen bleibenden Gebiss die unterminierende Kariesausbreitung vorherrscht.

Approximalraum

Auch die dabei notwendige Prüfung der Sensibilitätsreaktion der Pulpa stößt auf eine Reihe von Schwierigkeiten. Auf der einen Seite wird man bemüht sein, möglichst jeden zusätzlichen Schmerz zu vermeiden, auf der anderen Seite reagieren aber die Milchzähne, besonders nach Beginn der Wurzelresorption, sowie die jugendlichen bleibenden Zähnen bei noch nicht abgeschlossenem Wurzelwachstum (weites Foramen) auf die Prüfungsreize relativ schwach oder gar nicht.

Sensibilitätsprüfung der Pulpa

Cave: unfallverletzte Zähne

Besondere Vorsicht ist bei der Beurteilung von unfallverletzten Zähnen geboten. Nach einem Unfall können Zähne vorübergehend negativ reagieren. Die Wiederkehr einer positiven Sensibilitätsreaktion kann bis zu einem Jahr dauern. Grundsätzlich darf jedoch bei einer negativ ausfallenden Sensibilitätsprüfung nicht automatisch auf eine avitale Pulpa geschlossen werden. Es sollte deshalb immer der Nachbarzahn in die Prüfung einbezogen werden. Bei vergleichenden Untersuchungen zeigte der Kältereiz die besten Ergebnisse.

In vielen Fällen ergeben sich aussagekräftige Anhaltspunkte über den Vitalitätszustand der Milchzahnpulpa erst nach der exakten Kariesentfernung.

Apikale Prozesse: Perkussion

Zur Einschätzung von apikalen Prozessen ist die Perkussion heranzuziehen, mit deren Hilfe sich der schuldige Zahn oft inmitten mehrerer kariöser Zähne eruieren lässt. Die Prüfung der Zahnbeweglichkeit kann Aufschluss über das Resorptionsstadium geben. Anhaltspunkte zur Beziehung zwischen Milchzahnwurzel und Zahnkeim sowie der Ausdehnung pathologischer apikaler Prozesse können nur Röntgenaufnahmen geben (Abb. 4, Abb. 5).

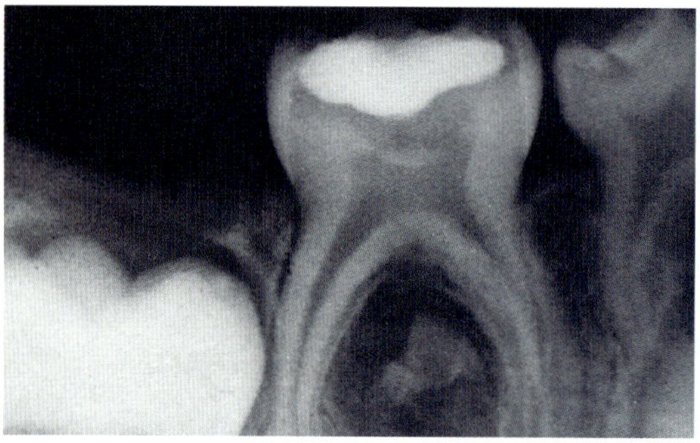

Abb. 4
Totale purulente Pulpitis am zweiten unteren Milchmolaren (65) bei einem vierjährigen Jungen. Der Zahnkeim des zweiten Prämolaren liegt noch zwischen den Milchzahnwurzeln. Bei einer Extraktion des Milchmolaren könnte der Zahnkeim beschädigt oder mit extrahiert werden.

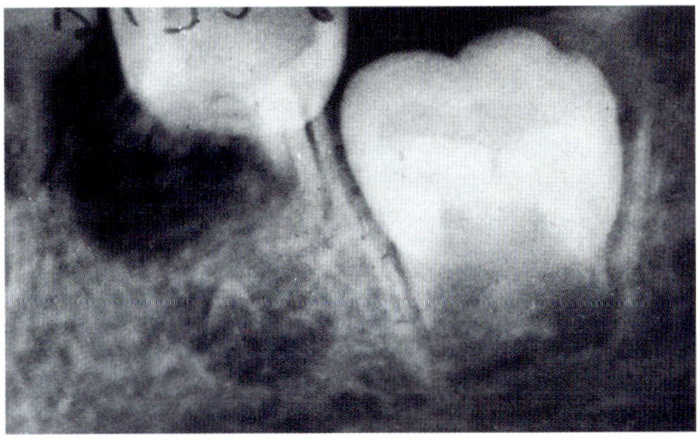

Abb. 5
Pathologische Resorption der mesialen Wurzel des zweiten unteren Milchmolaren (75) bei einem dreieinhalbjährigen Jungen mit einer Parodontitis apicalis chronica und der engen Beziehung zum Zahnkeim

Marginales Parodontium, Fisteln

Bei der Untersuchung des marginalen Parodontiums sowie der Mundschleimhaut muss besonders bukkal sowie palatinal oder lingual in der Wurzelspitzengegend der Milchzähne nach Fisteln gefahndet werden. Dies kann auch bei Zähnen der Fall sein, die scheinbar nur eine kleine Karies aufweisen.

Schleimhautveränderungen

Es ist weiter darauf zu achten, dass viele Kinderkrankheiten, aber auch schwere Allgemeinerkrankungen (zum Beispiel Leukämie) Veränderungen an der Schleimhaut des Mundes bedingen.

Röntgenographische Untersuchung

Zur Ergänzung der klinischen Befunderhebung werden Röntgenbilder (Abb. 6–8) eingesetzt. Unter Berücksichtigung der Gefahr durch die Strahlenbelastung besonders bei Kindern sollten nur wirklich indizierte Aufnahmen angeordnet werden (Morgan 1974: »Es ist einfacher, eine Röntgenuntersuchung anzufordern, als nachzudenken«). Dabei ist prinzipiell auf die exakte Einhaltung der Sicherheitsbestimmungen zu achten, d. h. auf die Verwendung von Bleischürzen oder anderer gleichwertiger Abschirmmöglichkeiten.

Röntgenfilmgröße vom Kindesalter abhängig

Zur Beurteilung der Zahnhartsubstanzen, des Pulpenkavums und des Parodonts eignen sich einzelne Zahnaufnahmen. Die Wahl der Röntgenfilmgröße ist dabei abhängig vom Alter des Kindes. Zur Kariesdiagnostik im Seitenzahnbereich (approximale Karies) haben sich besonders Bissflügelaufnahmen (Bite Wing) gut bewährt.

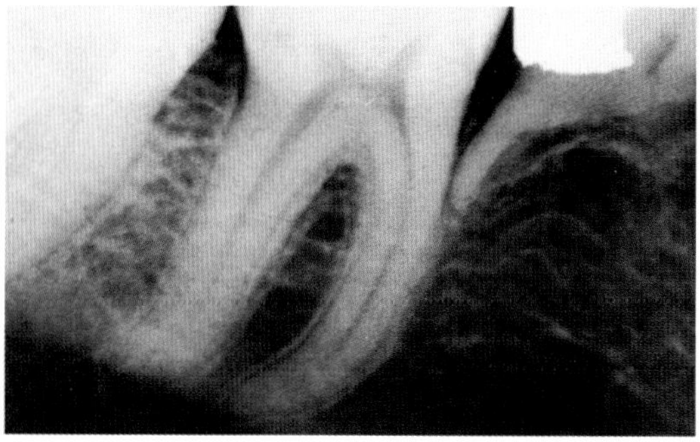

Abb. 6
Persistierender zweiter unterer Milchmolar (85) bei fehlender Anlage des zweiten Prämolaren

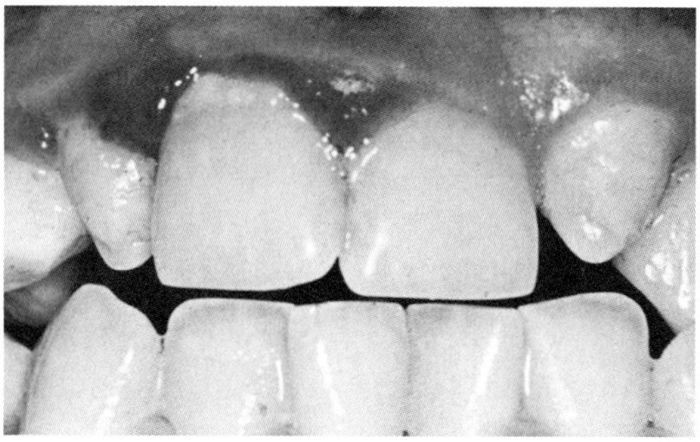

Abb. 7
Ausbildung der beiden seitlichen oberen Frontzähne als Zapfenzähne (Röntgenbild Abb. 5)

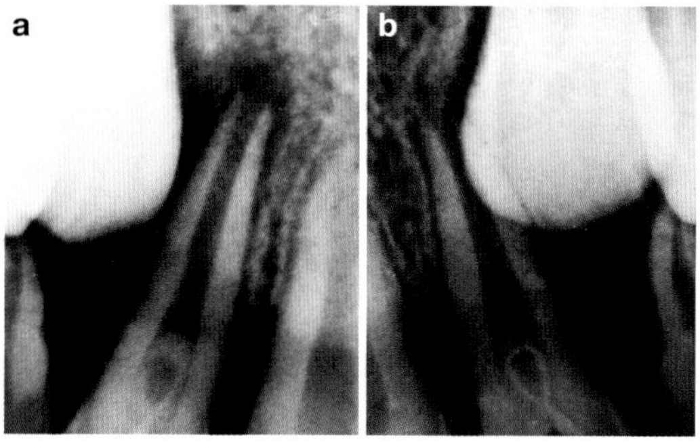

Abb. 8a–b
Röntgenbefund der beiden seitlichen oberen Frontzähne (von Abb. 7): Typische Doppelanlage von Dens in dente und Ausbreitung eines chronischen apikalen Prozesses. Therapieempfehlung: Absprache mit dem Kieferorthopäden, Extraktion der beiden Zapfenzähne

Um eine Übersicht über den Stand der Zahnentwicklung sowie die Anzahl der Zahnanlagen zu erhalten, wird ein Zahnstatus – besonders aber eine Panoramaaufnahme – hergestellt.

Ergänzende Untersuchungen

Sie beinhalten bakteriologische sowie histologische Untersuchungen bei eitrigen Entzündungen, Biopsien oder Probeexzisionen. Des Weiteren gehören dazu internistische und Laboruntersuchungen zur Abklärung allgemeiner Störungen und Erkrankungen. Sie obliegen dem Kinderarzt.

Speicheltests

Für die Bewertung des Erkrankungsrisikos für Karies und Parodontalerkrankungen werden Speicheltests empfohlen, mit denen Aussagen über die Keimbesiedlung (zum Beispiel Streptococcus mutans, Laktobazillen) sowie über die Speichelproduktion und Pufferkapazität des Speichels gemacht werden können.

Behandlungsplanung

Allgemeine Behandlungsplanung

Schmerzausschaltung

Die ersten therapeutischen Maßnahmen dienen der Schmerzausschaltung und akuten Prozessen. In Abhängigkeit vom Stand der Kiefer- und Gebissentwicklung sollte dann die anschließende Behandlungsplanung das Ziel verfolgen, weitere Schäden zu vermeiden und zahnerhaltend zu wirken. Dazu gehören die Einleitung präventiver Maßnahmen und die erste Versorgung von Zähnen mit tief gehender Karies (Caries profunda). Erst danach werden die einzelnen Zähne endgültig saniert.

!

Im Milch- sowie im jugendlichen bleibenden Gebiss geht es nicht um die Erhaltung einzelner Zähne um jeden Preis, vielmehr sollte die günstigste Lösungsvariante gewählt werden, die auch auf lange Jahre hinaus Erfolg verspricht.

So ist zum Beispiel die termingerechte Entfernung eines unfallverletzten Frontzahnes oder eines Sechsjahrmolaren mit infizierten Wurzelkanälen und die nachfolgende kieferorthopädische Schließung der Lücke (vorhergehende Absprache mit dem Kieferorthopäden) aus prognostischer Sicht in vielen Fällen viel günstiger zu beurteilen als langwierige und zuletzt möglicherweise erfolglose Erhaltungsversuche.

Weit vorausschauend planen

Daher muss zu Therapiebeginn – auf der Grundlage einer sorgfältigen Diagnostik, der Bewertung der Kiefer- und Gesichtsentwicklung sowie weiterer psychologischer Gesichtspunkte – eine exakte, weit vorausschauende Behandlungsplanung vorgenommen und dann auch konsequent verwirklicht werden.

Akutversorgung

Diese Strategie sollte auch bei einer Akutversorgung verfolgt werden. So wird man etwa bei einem Unfall den total luxierten jugendlichen bleibenden Zahn sofort, unter Berücksichtigung der entsprechenden Behandlungsempfehlungen, in die Alveole zurücksetzen. Bei einer späteren sorgfältigen Analyse der Gebisssituation und der prognostischen Einschätzung (Einbeziehung des Kieferorthopäden) der weiteren Entwicklung sowie nach entsprechender Behandlungsplanung kann es möglich sein, dass man diesen Zahn doch extrahiert und die Lücke kieferorthopädisch schließt.

Besonderheiten bei der Indikationsstellung von Behandlungsmaßnahmen

Bei einer Reihe von Fällen ist die von der Diagnose abzuleitende übliche Therapie bei Kindern nicht möglich oder nicht sinnvoll. Dafür sind psychologische Gründe, anatomische Gegebenheiten oder Probleme der Zahn- und Kieferentwicklung maßgebend.

!

Behandlungsziel:

Unter Berücksichtigung aller in Frage kommenden indikatorischen Faktoren muss es das Ziel der Behandlung sein, eine möglichst optimale Kaufunktion zu erhalten, das ästhetische Aussehen sowie die Sicherstellung der Gebissentwicklung zu gewährleisten ohne Gefahr oder Schaden für den Mund- und Kieferbereich beziehungsweise den Allgemeinzustand des Kindes.

Bei der Indikationsstellung müssen folgende Faktoren berücksichtigt werden:

Allgemeinzustand des Kindes

Geschwächte Abwehrlage

Eine entscheidende Einschränkung der Therapiemöglichkeiten ist gegeben, wenn allgemeine Erkrankungen und eine geschwächte Abwehrlage vorliegen. Besonders bei den Therapieverfahren, bei denen besondere Abwehrleistungen gefordert werden, beispielsweise bei einer direkten Überkappung, einer Vitalamputation oder der Ausheilung von entzündlichen Prozessen im apikalen Bereich, können die Erfolgsaussichten gemindert sein. So sollten bei Allgemeinsymptomen wie Müdigkeit, Appetitlosigkeit, Anfälligkeit gegenüber Infektionen und

Bei Allgemeinsymptomen Kinderarzt konsultieren

dergleichen die Indikationsgrenzen enger gezogen werden. In speziellen Fällen sollte auch der Kinderarzt konsultiert werden. Bei gesunden Kindern sind bei richtiger Indikationsstellung die vorhandenen Therapieverfahren ohne Einschränkung einsetzbar und voll zu rechtfertigen.

Lokale Bedeutung des Milchzahnes

Sprachentwicklung

Platzhalterfunktion

Den Milchzähnen kommt im Hinblick auf die Kiefer- und Gesichtsentwicklung eine entscheidende Bedeutung zu, wobei allerdings die einzelnen Zahntypen unterschiedlich zu bewerten sind. So haben die Milchfrontzähne als Platzhalter für die bleibenden Zähne eine geringe Bedeutung, sind aber für die Sprachentwicklung sehr wichtig. Eine besondere Rolle als Platzhalter spielen die zweiten Milchmolaren (wichtig für die Einstellung der Sechsjahr- und der zweiten Prämolaren) und die Milcheckzähne. Ein frühzeitiger Verlust kann zur Lückeneinengung führen sowie zum verfrühten beziehungsweise verzögerten Durchbruch der bleibenden Zähne (bei Verlust oder Erhalt der den Zahnkeim deckenden Knochenlamelle) und den daraus resultierenden Folgen.

Extraktion der Milchzähne

Zahnformeltabellen nach Adler und Hradecky

Allgemein gilt die Faustregel, dass eineinhalb Jahre vor dem Durchbruch der bleibenden Zähne eine Extraktion des Milchzahnes ohne Folgen für die Gebissentwicklung ist. Allerdings sollte diese Formel nicht kritiklos auf jedes Kind übertragen werden. Es ist auch zu berücksichtigen, dass die Tendenz zur Lückeneinengung im dysgnathen Gebiss stärker ist als im eugnathen und der Zahnwechsel sehr starke individuelle Unterschiede aufweist. Eine gute Hilfestellung für die Ermittlung des vertretbaren Extraktionstermins geben die Zahnformeltabellen nach Adler und Hradecky, untergliedert in Früh-, Normal- und Spätzahner (Tab. 1). Es wird dabei vom präsenten Zahnstatus ausgegangen und eingeschätzt, welcher Gruppe das Kind zugeordnet werden kann. Dann lässt sich in der Tabelle ablesen, wann mit dem Durchbruch des entsprechenden bleibenden Zahnes zu rechnen ist.

Bei einem achtjährigen Jungen (Frühzahner) wird der zweite obere Prämolar mit zehn Jahren zu erwarten sein. Handelt es sich aber um einen gleichaltrigen Spätzahner, dann wird mit dem Durchbruch erst im 14. Lebensjahr zu rechnen sein, d.h., es besteht zwischen beiden Zahnertypen eine Differenz von rund vier Jahren (!).

Alter in Jahren und Monaten	Jungen	
	Frühzahner	Spätzahner
4 : 06	55 54 53 52 51 85 84 83 82 81	61 62 63 64 65 71 72 73 74 75
4 : 09	55 54 53 52 51 85 84 83 82 81	61 62 63 64 65 71 72 73 74 75
5 : 00	55 54 53 52 51 85 84 83 82 41	61 62 63 64 65 71 72 73 74 75
5 : 03	55 54 53 52 51 46 85 84 83 82 41	61 62 63 64 65 71 72 73 74 75
5 : 06 und 5 : 09	16 55 54 53 52 51 46 85 84 83 82 41	61 62 63 64 65 71 72 73 74 75
6 : 00	16 55 54 53 52 11 46 85 84 83 82 41	61 62 63 64 65 71 72 73 74 75
6 : 03	16 55 54 53 52 11 46 85 84 83 82 41	61 62 63 64 65 71 72 73 74 75
6 : 06	16 55 54 53 52 11 46 85 84 83 41	61 62 63 64 65 71 72 73 74 75
7 : 00	16 55 54 53 11 46 85 84 83 42 41	61 62 63 64 65 71 72 73 74 75
7 : 06	16 55 54 53 12 11 46 85 84 83 42 41	61 62 63 64 65 26 71 72 73 74 75 36
8 : 00	16 55 53 12 11 46 85 84 83 42 41	61 62 63 64 65 26 31 72 73 74 75 36
8 : 06	16 55 14 53 12 11 46 85 83 42 41	62 63 64 65 26 31 72 73 74 75 36
9 : 00	16 55 14 53 12 11 46 83 42 41	21 62 63 64 65 26 31 72 73 74 75 36
9 : 06	16 14 53 12 11 46 44 43 42 41	21 63 64 65 26 31 32 73 74 75 36
10 : 00	16 15 14 12 11 46 45 44 53 42 41	21 22 63 64 65 26 31 32 73 74 75 36
10 : 06	16 15 14 13 12 11 47 46 45 44 43 42 41	21 22 63 64 65 26 31 32 73 74 75 36
11 : 00 und 11 : 06	17 16 15 14 13 12 11 47 46 45 44 43 42 41	21 22 63 64 65 26 31 32 73 74 75 36
12 : 00	17 16 15 14 13 12 11 47 46 45 44 43 42 41	21 22 63 64 65 26 31 32 73 74 75 36
12 : 06	17 16 15 14 13 12 11 47 46 45 44 43 42 41	21 22 63 64 65 26 31 32 73 74 75 36
13 : 00	17 16 15 14 13 12 11 47 46 45 44 43 42 41	21 22 63 24 65 26 31 32 33 75 36
13 : 06	17 16 15 14 13 12 11 47 46 45 44 43 42 41	21 22 63 24 65 26 31 32 83 34 75 36

Tab. 1a
Zahnformeltabelle für früh- und spätzahnende Jungen (Umzeichnung nach Künzel 1988, Abdruck mit freundlicher Genehmigung des Thieme Verlags)

Alter in Jahren und Monaten	Mädchen	
	Frühzahner	Spätzahner
4 : 06	55 54 53 52 51 85 84 83 82 81	61 62 63 64 65 71 72 73 74 75
4 : 09	55 54 53 52 51 85 84 83 82 41	61 62 63 64 65 71 72 73 74 75
5 : 00	55 54 53 52 51 46 85 84 83 82 41	61 62 63 64 65 71 72 73 74 75
5 : 03	16 55 54 53 52 51 46 85 84 83 82 41	61 62 63 64 65 71 72 73 74 75
5 : 06 und 5 : 09	16 55 54 53 52 51 46 85 84 83 82 41	61 62 63 64 65 71 72 73 74 75
6 : 00	16 55 54 53 52 11 46 85 84 83 82 41	61 62 63 64 65 71 72 73 74 75
6 : 03	16 55 54 53 52 11 46 85 84 83 42 41	61 62 63 64 65 71 72 73 74 75
6 : 06	16 55 54 53 52 11 46 85 84 83 42 41	61 62 63 64 65 71 72 73 74 75 36
7 : 00	16 55 54 53 12 11 46 85 84 83 42 41	61 62 63 64 65 71 72 73 74 75 36
7 : 06	16 55 54 53 12 11 46 85 84 83 42 41	61 62 63 64 65 26 31 72 73 74 75 36
8 : 00	16 55 54 53 12 11 46 85 84 83 42 41	61 62 63 64 65 26 31 72 73 74 75 36
8 : 06	16 55 14 53 12 11 46 85 42 41	21 62 63 64 65 26 31 72 73 74 75 36
9 : 00	16 55 14 53 12 11 46 44 43 42 41	21 62 63 64 65 26 31 32 73 74 75 36
9 : 06	16 15 14 12 11 46 44 43 42 41	21 22 63 64 65 26 31 32 73 74 75 36
10 : 00	16 15 14 13 12 11 47 46 45 44 43 42 41	21 22 63 64 65 26 31 32 73 74 75 36
10 : 06	16 15 14 13 12 11 47 46 45 44 43 42 41	21 22 63 64 65 26 31 32 73 74 75 36
11 : 00 und 11 : 06	17 16 15 14 13 12 11 47 46 45 44 43 42 41	21 22 63 64 65 26 31 32 73 74 75 36
12 : 00	17 16 15 14 13 12 11 47 46 45 44 43 42 41	21 22 63 64 65 26 31 32 33 74 75 36
12 : 06	17 16 15 14 13 12 11 47 46 45 44 43 42 41	21 22 63 24 65 26 31 32 33 34 75 36
13 : 00	17 16 15 14 13 12 11 47 46 45 44 43 42 41	21 22 63 24 65 26 31 32 33 34 75 36
13 : 06	17 16 15 14 13 12 11 47 46 45 44 43 42 41	21 22 23 24 25 26 31 32 33 34 36 37

Tab. 1b
Zahnformeltabelle für früh- und spätzahnende Mädchen (Umzeichnung nach Künzel 1988, Abdruck mit freundlicher Genehmigung des Thieme Verlags)

Lokale Situation

Anatomische Gegebenheiten

Mögliche Kontraindikation

Für die Durchführung einer Behandlung können beispielsweise bei einer Wurzelbehandlung anatomische Gegebenheiten wie Wurzelkrümmung und grazile Wurzelkanäle ein Hinderungsgrund sein. Des Weiteren muss der Beziehung zwischen Foramen apicale und Zahnkeim besondere Aufmerksamkeit geschenkt werden, damit Verletzungen ausgeschaltet werden können.

Die apikalen Verhältnisse sind dafür jedoch beim Milchzahn problemloser, da ein Ramifikationsgebiet kaum vorhanden ist. Daher ist beispielsweise die Vitalexstirpation bei Milchmolaren nicht indiziert, weil unter Anästhesie die Aufbereitung über das apikale Foramen und damit die Zahnkeimverletzung möglich wird. Dazu kommt noch, dass das Ziel der Vitalexstirpation – die Vermauerung des Foramens – durch die später einsetzende physiologische Wurzelresorption nicht erreicht wird.

Stand der Wurzelresorption

Abwehrleistung

Nach Beginn der Wurzelresorption bei den Milchmolaren ist die Abwehrleistung der Pulpa nicht mehr in vollem Umfang vorhanden und bei einer Kanalaufbereitung die Verletzung des Zahnkeims möglich. Auch die Abwehrfähigkeit des apikalen Gewebes bei bestehenden ostitischen Prozessen ist durch das Vorhandensein von Resorptionsgewebe geringer, sodass bestimmte Therapiemaßnahmen nicht mehr zur Anwendung kommen können.

Resorptionsstadium

Über das Resorptionsstadium geben uns die klinische Prüfung der Beweglichkeit des Zahnes und das Röntgenbild Auskunft. Zu berücksichtigen ist dabei aber, dass unterschiedliche Resorptionen – bedingt durch die Lage des Zahnkeims – möglich sind, beispielsweise die Resorption nur einer Wurzel oder einer Wurzelseite, die Eröffnung des Pulpenkavums von der Bifurkation her und anderes.

Restaurationsmöglichkeiten

Einengung der Zahnlücke

Die Einengung der Zahnlücke erfolgt nicht nur bei frühzeitiger Extraktion des Milchzahnes, sondern auch, wenn der mesio-distale Abstand der Krone nicht mehr vorhanden ist (Abb. 9). Gelingt es nicht, diesen Abstand der Krone durch die Füllungstherapie wiederherzustellen, ist auch der vorhergehende Aufwand einer Wurzelbehandlung bei einem stark zerstörten Milchzahn nicht sinnvoll. Die Belassung von Wurzelresten als angeblichem Platzhalter ist nicht zu befürworten.

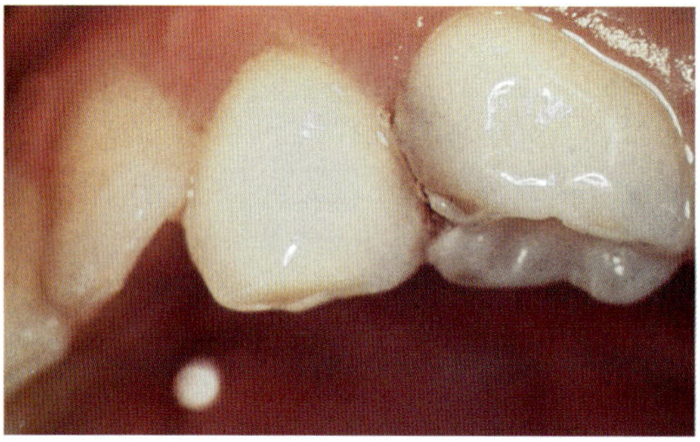

Abb. 9
Lückeneinengung durch Einwanderung des Milcheckzahnes in die mesiale kariöse Läsion des ersten Milchmolaren

Marginales Parodont

Kontraindikationen für Zahnerhaltung

Bestehende Taschen oder Retraktionen der Gingiva beziehungsweise ein Zustand nach Eröffnung eines submukösen Abszesses über der Tasche sind beim Milchzahn als Kontraindikation für eine Zahnerhaltung anzusehen.

Pathologischer Befund

Vitalitäts- bzw. Infektionsgrad

Die Indikationsstellung ist weiterhin abhängig vom bestehenden pathologischen Befund. Ausschlaggebend sind hierbei der Vitalitäts- und Infektionsgrad der Pulpa sowie die Ausbreitung des Prozesses auf das apikale Parodont.

Erhalt

Für die Erhaltung eines Milchzahnes sprechen folgende Kriterien:

- sämtliche Erkrankungsformen der Pulpa
- Nekrosen beziehungsweise infizierte Wurzelkanäle ohne röntgenographisch sichtbare apikale Beteiligung

Gegen eine Erhaltung eines Milchzahnes sprechen:

Extraktion

- infizierte Wurzelkanäle bei Milchzähnen mit zerstörter klinischer Krone
- Fälle mit apikalen ostitischen Prozessen

Kompromisslösungen in Form der Verschiebung eines Extraktionstermines für einen Milchzahn sind in begrenzter Zahl unter folgenden Bedingungen möglich, bei

Mögliche Kompromisse

- allgemeinen Erkrankungen des Kindes,
- behandlungsunwilligen Kindern,
- akuten und subakuten apikalen Prozessen bis zum Abklingen oder bei
- noch fehlender Einstellung des Sechsjahrmolaren, wenn diese kurz bevorsteht.

Der spätere Extraktionstermin muss unbedingt festgelegt werden, gleichzeitig sind während der Dauer der Kompromisslösung regelmäßige Kontrollen unerlässlich, sodass gesundheitliche Folgen auszuschließen sind. Die Eltern sind über diese Lösungsvariante zu informieren.

Extraktionstermin

Kompromisslösungen außerhalb dieser aufgeführten Indikationen wie dauerndes Offenlassens der Milchzähne, Herunterschleifen der Krone oder eine Weiser-Drainage sind nicht vertretbar!

Als Kompromiss nicht vertretbar

3 Schmerzvermeidung und Schmerzbehandlung

Egbert J. Körperich

Zentrale Bedeutung der Schmerzausschaltung

„Schmerzerwartungsangst“

In der zahnärztlichen Kinderbehandlung nimmt die Schmerzausschaltung eine zentrale Bedeutung ein. Kinder kommen oft mit einer „Schmerzerwartungsangst“ zum Zahnarzt. Diese Erwartungsangst wird den kleinen Patienten häufig von Eltern, Geschwistern, Freunden und Medien vorgelebt. Darum ist es umso wichtiger, sich als Behandelnder auf diese „Schmerzerwartungsangst“ einzustellen. Erste Behandlungskontakte sollten, wenn irgendwie möglich, als ohne Schmerz induzierende Maßnahmen ablaufen. Je jünger ein Kind ist, desto geringer ist die Schmerzschwelle beziehungsweise Schmerztoleranz. Eine gute Möglichkeit den Schmerz bei Kindern zu steuern, ist eine effektive Lokalanästhesie. Das Gefühl der Lokalanästhesie, das „Gefühl der dicken Backe“, müssen Kinder aber erst erlernen (Abb. 10).

Schmerzsteuerung

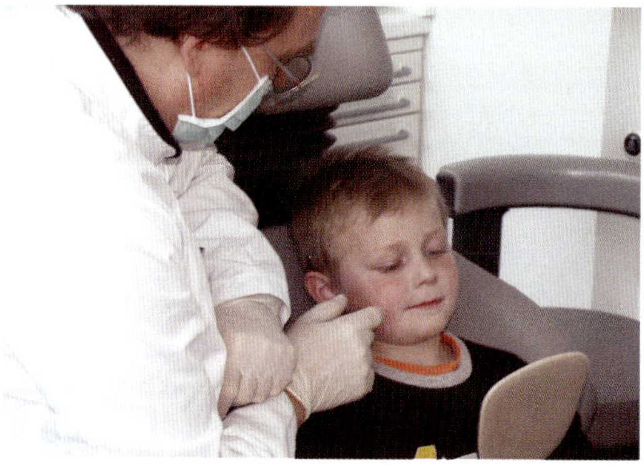

Abb. 10
Demonstration des Gefühls der „dicken Backe“

Stehen aufwändige Sanierungen an, beispielsweise bei Early Childhood Caries (ECC, Abb. 11), ist die Indikation zur Behandlung in Intubationsnarkose gegeben. Eine Behandlung unter Sedierung in der zahnärztlichen Praxis ist nur unter ganz bestimmten Voraussetzungen möglich.

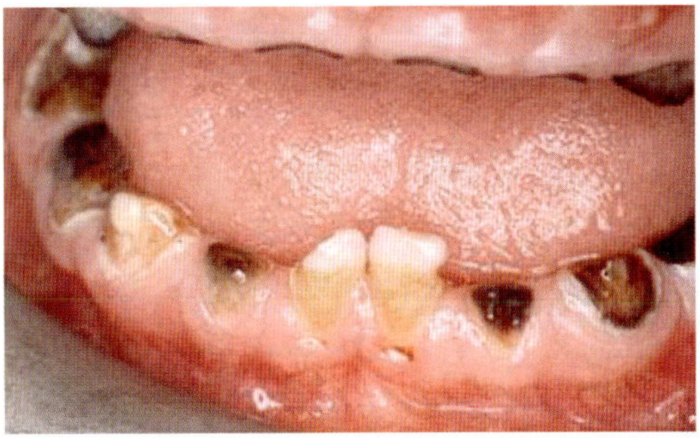

Abb. 11
Early Childhood Caries

Lokalanästhesie

Im Prinzip können alle Formen der Lokalanästhesie wie beim erwachsenen Patienten angewendet werden. Die nadelfreie Lokalanästhesie mittels Injex und die computergesteuerte Lokalanästhesie „The Wand" sind aufgrund ihrer Vorteile bei Kindern in Erwägung zu ziehen. Jede Lokalanästhesie sollte erst nach vorheriger Oberflächenanästhesie durchgeführt werden.

Nach vorheriger Oberflächen-anästhesie

Oberflächenanästhesie

Eine gute Oberfächenanästhesie durch Oberflächengels in verschiedenen Geschmacksrichtungen (zum Beispiel Hurrican mit Bananengeschmack) kann die Wahrnehmung des Kanülenstichs verhindern (Abb. 12). Die Einwirkzeit beträgt jedoch mindestens zwei bis drei Minuten. Außerdem muss die Dosis des Oberflächenanästhetikums in die Grenzdosenberechnung einfließen.

Grenzdosis berechnen

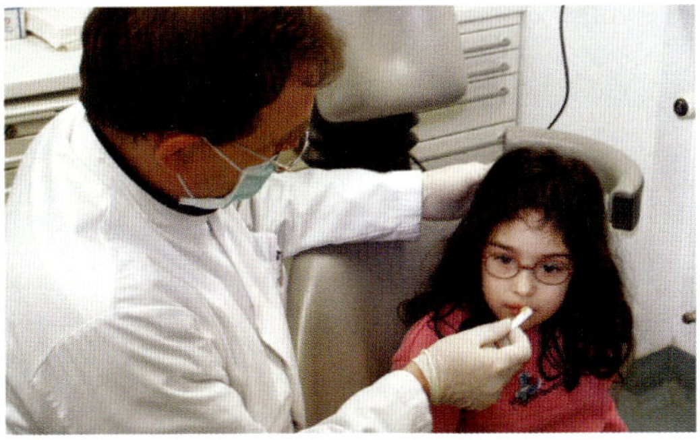

Abb. 12
Spielerische Auswahl des Oberflächenanästhetikums mit Geschmacksnote, beispielsweise Banane

Bei einer Extraktion stark gelockerter Zähne, zum Beispiel kurz vor der natürlichen Exfoliation, kann eine ausreichende Anästhesietiefe durchaus bereits mithilfe der Oberflächenanästhesie erreicht werden.

Leitungsanästhesie

Foramen mandibulae: Lage beachten

Die Leitungsanästhesie des Nervus alveolaris inferior unterscheidet sich vom erwachsenen Patienten durch die unterschiedliche Lage des Foramen mandibulae bei Kindern. Dadurch muss beim Kind altersabhängig unterschiedlich schräg zur Kauebene nach apikal im Unterkiefer injiziert werden (Abb. 13).

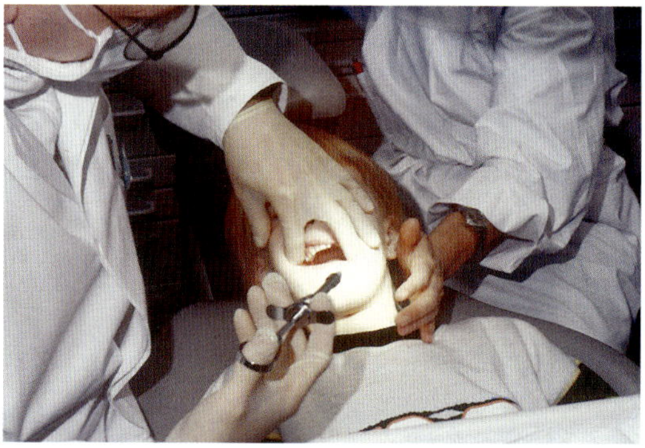

Abb. 13
Leitungsanästhesie: Linke Hand des Behandlers „schwebt" über dem Gesicht des Patienten. Helferin „schwebt" zur eventuellen Fixierung mit beiden Händen seitlich des Patientenkopfes. Im Falle einer Stressreaktion kann der Kopf mit drei Händen fixiert werden. Die „Spritze" wird mit einem Impuls nach vorne weg vom Patienten geführt.

!

Positionsveränderungen des Foramen mandibulae im Laufe des Wachstums:

Kleinkind	ca. 1 bis 2 cm unterhalb der Kauebene
5 bis 6 Jahre	in Höhe der Kauebene
12 Jahre	ca. 0,5 cm über der Kauebene
Erwachsener	ca. 1,0 cm über der Kauebene

UK: Infiltrationsanästhesie oft ausreichend

Im Unterkiefer reicht oft bis zu einem Alter von sechs Jahren eine Infiltrationsanästhesie aus. Bis zu diesem Alter ist die Kompakta so permeabel, dass eine vollständige Analgesie der Milchmolaren durch die terminale Anästhesie möglich ist.

Infiltrationsanästhesie

Die Infiltrationsanästhesie kann mit herkömmlichen Spritzen appliziert werden. Den Vorzug sollten jedoch Systeme wie Citojekt (Abb. 14) oder Injex (Abb. 15) haben. Citojekt wird von vielen Kindern toleriert. Der Vorteil liegt in der guten Handhabung, da das System mit einer Hand appliziert werden kann.

Injektionssystem Citojekt: gute Handhabung

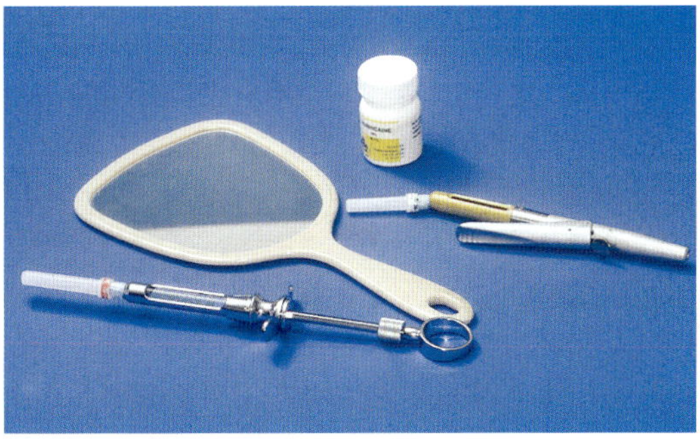

Abb. 14
Lokalanästhesie – Citojekt, Karpulen-Spritzen-System

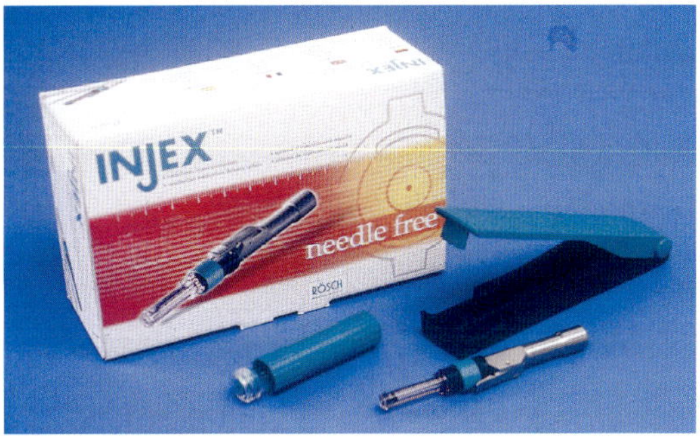

Abb. 15
Injex – nadelfreies Injektionssystem

Im Gegensatz zu den herkömmlichen Injektionen wird bei der Infiltrationsmethode mit Injex das Lokalanästhetikum nadelfrei mittels Druck in die Submukosa bis hin zum Periost gebracht (Abb. 16). Dies bewirkt eine schnelle Diffusion und Resorption sowie einen raschen Anstieg auf die wirksame Konzentration. Es wird ein signifikant schnellerer Anstieg bis zur wirksamen Schmerzausschaltung erreicht. Bei Untersuchungen zeigt sich der Wirkungseintritt schon nach wenigen Sekunden. So verlängert sich die therapeutische Nutzzeit mit zuverlässiger und sicherer Schmerzausschaltung im Vergleich zur konventionellen Injektion. Als positiver Nebeneffekt wird ein weniger ausgedehntes

Injektionssystem Injex: schneller Wirkungseintritt, verlängerte Nutzzeit

Taubheitsgefühl der Weichteile beobachtet. Eine weitere positive Folge ist die Möglichkeit des insgesamt dosisreduzierten Anästhesierens.

Gezielte Einzelzahnanästhesie

Dies wird durch verlängerte Nutzzeiten, aber auch durch die gezielte Einzelzahnanästhesie erreicht und ist gerade bei Kindern ein Vorteil.

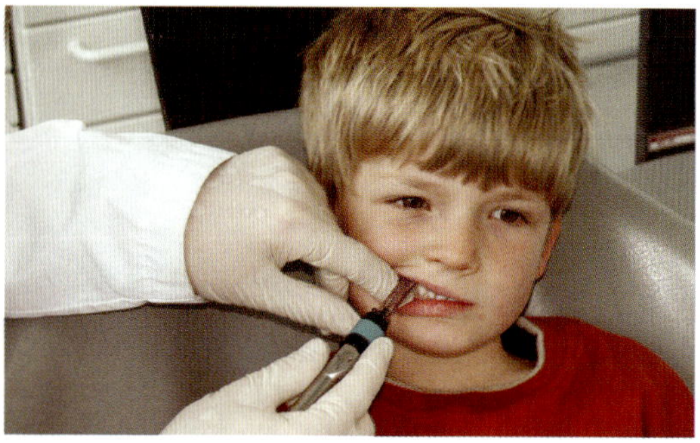

Abb. 16
Infiltrationsanästhesie mittels Injex

Nachteile

Als Nachteil muss die Missempfindung durch das Aufsetzen gesehen werden. Auch das impulsartige Applizieren und schnelle Eintreten der Anästhesie wird von den Kindern als unangenehm empfunden.

Kein Verletzungsrisiko

Bedingt durch das nadelfreie System besteht kein Verletzungsrisiko von Patient und Zahnarzt. Dies ist besonders dann von Vorteil, wenn mit erhöhten Abwehrreaktionen des Kindes zu rechnen ist und auf die Behandlung (Notfallbehandlung) nicht verzichtet werden kann.

„The Wand"

Das mikroprozessorgesteuerte Injektionssystem „The Wand" (Abb. 17) arbeitet mit herkömmlichen Injektionsnadeln. Der Vorteil liegt im geringen Injektionsdruck, was von den kleinen Patienten als sehr angenehm empfunden wird. Nachteil ist unter Umständen die lange Injektionsdauer.

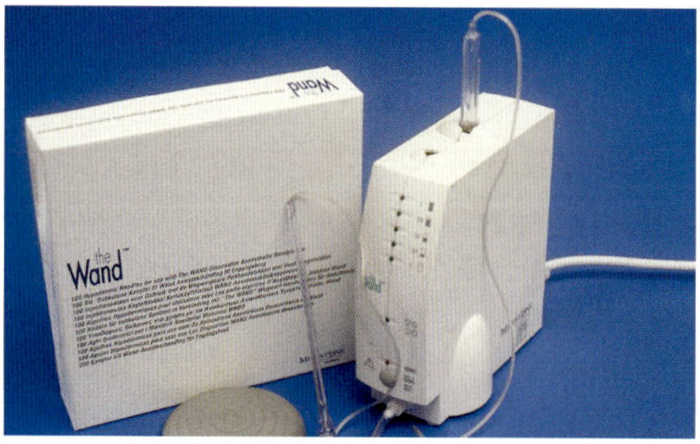

Abb. 17
„The Wand" (Firma Milestone): computerassistiertes Injektionssystem

Lokalanästhetika

Zur Lokalanästhesie bei Kindern werden heute überwiegend Articain oder Lidocain appliziert. Beide gehören in die Gruppe der Amidtyp-Lokalanästhetika. Vorteil dieser Gruppe sind die geringeren allergischen Reaktionen im Vergleich zum Estertyp. Sie unterscheiden sich durch den unterschiedlichen Wirkungseintritt und die verschiedene Wirkungsdauer.

Articain/ Lidocain

Wirkungseintritt und Wirkungsdauer von Articain und Lidocain		
	Articain mit Vasokonstriktor	Lidocain mit Vasokonstriktor
Wirkungseintritt	2 bis 4 min	2 bis 3 min
Wirkungsdauer • Pulpa • Weichteile	 55 bis 75 min 180 bis 240 min	 30 bis 60 min 120 bis 180 min
toxischer Plasmaspiegel	ca. 5 mg/ml	ca. 5mg/ml
Grenzdosis	7 mg/kg Körpergewicht	7 mg/kg Körpergewicht

Tab. 2
Wirkung von Articain und Lidocain

Lokalanästhetika ohne Vasokonstriktor sollten nur in absoluten Ausnahmefällen benutzt werden, da die Grenzdosis bezogen auf das Körpergewicht noch geringer ist und somit keine ausreichende Anästhesietiefe erreicht werden kann.

Ohne Vasokonstriktor nur bei Ausnahmen

Behandlung unter Sedierung

Analgosedierung

Der Begriff „Sedierung“ ist heute nicht mehr zeitgemäß. Vielmehr empfiehlt die EFAAD (European Federation for the Advancement of Anesthesia in Dentistry) die Verwendung des Begriffs Analgosedierung, die auch als Conscious Sedation bezeichnet wird. Der angloamerikanische Raum unterscheidet die Conscious Sedation von der so genannten Deep Sedation.

„Conscious Sedation“

Für den ambulanten Bereich ohne Anästhesist kommt nur eine Form der Analgosedierung (Conscious Sedation) in Betracht. Jedoch müssen die Empfehlungen der entsprechenden anästhesiologischen Fachgesellschaften unbedingt beachtet werden (wie etwa die „Practice guidelines for sedation and analgesia by non-anesthesiologists“, herausgegeben von der American Society of Anesthesiologists [ASA])

(Non)verbale Kommunikation bleibt erhalten

Eine Analgosedierung ist eine sorgfältig kontrollierte Technik, um zahnärztliche Behandlungen mit minimalem psychologischen und physiologischen Stress (unter Beeinträchtigung des Bewusstseins) durchzuführen. Verbale und nonverbale Kommunikation müssen jedoch zu jedem Zeitpunkt erhalten bleiben. Dies kann anhand der Möglichkeit des Patienten, auf Anweisungen zu reagieren, beurteilt werden.

Sollte die Sedierung des Patienten über diesen oben beschriebenen Zustand hinausgehen, ist der Zustand des Patienten im Sinne einer Allgemeinanästhesie zu sehen. Zwangsläufig bedeutet dies für einen solchen Fall, dass das adäquate Personal (Anästhesist, Anästhesieschwester) und die anästhesiologische Ausrüstung zur Verfügung stehen müssen.

Sedierung in der zahnärztlichen Praxis: Voraussetzungen, Indikationen, Applikation

Voraussetzungen der Analgosedierung

Eine zahnärztliche Kinderbehandlung unter Analgosedierung durch den Zahnarzt bedarf folgender Voraussetzungen:

- ausreichende Anamneseerhebung, insbesondere:
  - Medikamentenanamnese
  - Allergien
  - Vorerkrankungen
  - genaue Klassifizierung des Patienten nach ASA (Cave: Es sollten nur Patienten ASA 1 [siehe unten] sediert werden!)
  - eventuell bereits durchgeführte Allgemeinanästhesien beziehungsweise Analgosedierungen
- apparative Ausstattung (Pulsoximetrie PO, EKG, Blutdruckmesser)
- räumliche Voraussetzungen (Ruhezone isoliert von übrigen Patienten)

- ausreichende Qualifikation des Zahnarztes
- Notfallmanagement für Zahnarzt und Team
- Notfallausrüstung, insbesondere die Möglichkeit, einen schnellen venösen Zugang zu legen (Antidotapplikation), eventuell interossärer Zugang
- Möglichkeit der postoperativen kontrollierten Überwachung
- Aufklärung der Erziehungsberechtigten und Einverständniserklärung

!

Klassifizierung der Patienten durch die American Society of Anesthesiologists

ASA 1	=	normaler, gesunder Patient
ASA 2	=	Patient mit leichter Allgemeinkrankheit
ASA 3	=	Patient mit schwerer Allgemeinkrankheit und Leistungsminderung
ASA 4	=	Patient mit inaktivierender Allgemeinkrankheit, die eine ständige Lebensbedrohung darstellt.
ASA 5	=	moribunder Patient, bei dem erwartet wird, dass er die nächsten 24 Stunden nicht überlebt.

Indikationen

Indikationen für eine Analgosedierung bei Kindern:

- ängstliches Kind (keine Verhaltensauffälligkeiten)
- geringer Behandlungsbedarf (maximal zwei bis drei Behandlungssitzungen; bei größerem Behandlungsbedarf sollte eine Behandlung in Intubationsnarkose erfolgen)

Bedingte Indikationen

Bedingte Indikationen für eine Analgosedierung bei Kindern:

- totale Behandlungsunwilligkeit
- totale Behandlungsunfähigkeit

Kontra-
indikationen

Kontraindikationen für eine Analgosedierung bei Kindern:

- mangelnde fachliche Qualifikation des Zahnarztes
- mangelnde fachgerechte Ausstattung der Praxis
- Personalmangel
- Patient kann nicht in ASA 1 klassifiziert werden.

Vor- und Nach-
teile der Appli-
kationsarten

Applikationsarten für eine Analgosedierung bei Kindern und ihre Bewertung:

- oral: unproblematisch, Sedierungstiefe aber nicht gut steuerbar
- rektal: bedingt problematisch, Sedierungstiefe nicht steuerbar, große Differenzen in der Resorption und in der Metabolisierung
- intravenös (i. v.): Nadelproblematik, gut steuerbare Sedierungstiefe durch Titration)
- intramuskulär (i. m.): Nadelproblematik
- submukös (s. c.): Nadelproblematik
- nasal: Verletzungsrisiko des Septum nasale
- Inhalation: sehr weit verbreitet unter Fachzahnärzten für Kinderzahnheilkunde in den USA, gut steuerbare Sedierungstiefe

Sedierungsstadien

In Tabelle 3 sind die unterschiedlichen Sedierungsstadien einer Analgosedierung dargestellt. Eine kindgerechte ambulante Analgosedierung sollte nach Möglichkeit auf das Stadium 1 beschränkt bleiben. Aber auch hier ist ein selektives Monitoring, explizit Pulsoximetrie, schon obligat.

	Consious Sedation			Deep Sedation
Sedationsstadium	1	2	3	4
Ziel	Angstabbau, Behandlungskooperation	Angstabbau, Angstelimination, Behandlungskooperation	Angstabbau, Angstelimination, Schlafanbahnung, Behandlungskooperation	Angstelimination, Behandlungskooperation
„Klinische Zeichen“	Wachzustand, Interaktionen bedingt möglich	leichte Bewusstseinstrübung, Augen geöffnet oder teilweise geschlossen, ansprechbar	Bewusstseinstrübung, Augen überwiegend geschlossen, kaum ansprechbar, Reaktion auf leichte Reize	Vitalfunktionen eingeschränkt, nicht ansprechbar, Reflexe eingeschränkt
Team	2	2	2	3 (Anästhesist obligat)
Monitoring	klinische Beobachtung, selektiv: Monitoring, Pulsoximetrie	Pulsoximetrie, selektiv: EKG und Blutdruckmessung	Pulsoximetrie, EKG, Blutdruckmessung, Capnometrie	Pulsoximetrie, EKG, Blutdruckmessung, Capnometrie, Airway Management

Tab. 3
Sedierungsstadien der Analgosedierung

Medikamente zur Sedierung

Medikamente mit der Indikation Angstabbau wirken alle dämpfend auf das Zentralnervensystem. Mögliche Reaktionen sind immer die Atemdepression mit darauffolgender Bewusstlosigkeit. Unabdingbar für den applizierenden Arzt ist die genaue Kenntnis der Wirkungsmechanismen sowie der physiologischen Auswirkungen, Nebenwirkungen und Gefahren, die vom Medikament ausgehen.

Angstabbau

!

Medikamente mit der Indikation Angstabbau können in vier Gruppen eingeteilt werden:

- sedative Hypnotika
- Anxiolytika
- Antihistaminika
- Narkotika

Sedative Hypnotika

Sedative Hypnotika induzieren in kleinen Dosen eine Sedierung, in höheren Dosen eine Hypnosis bis hin zur Bewusstlosigkeit mit eingeschränkten Vitalfunktionen. Der am häufigsten applizierte Vertreter sind die Benzodiazepine. Benzodiazepine werden aufgrund ihrer Halbwertszeit eingeteilt. Midazolam (Dormicum®) mit einer Plasmahalbwertszeit von 1,5 bis 2,5 Stunden ist das am häufigsten ambulant applizierte sedative Hypnotikum.

Alternativen

!

Alternativen zur medikamentösen Analgosedierung bei zahnärztlicher Kinderbehandlung sind:

- Akupressur
- Akupunktur
- Homöopathie
- Phytotherapie
- Hypnose

Komplementärmedizin

Alle oben erwähnten Alternativen fallen in den Bereich der Komplementärmedizin. Unter Komplementärmedizin versteht man heute eine medizinische Richtung, die bestimmte diagnostische und therapeutische Verfahren, die zum Teil außerhalb der klassischen Schulmedizin stehen (und daher auch als alternative Heilverfahren bezeichnet werden), ergänzend zur Schulmedizin (und nicht anstatt) einsetzt.

Es muss jedoch Gegenstand aller therapeutischen Entscheidungen sein, dass die komplementärmedizinischen Therapien nur „Additionstherapien" für den Zahnarzt darstellen. Sie haben die Fähigkeit, bei adäquater Anwendung zu einem harmonischen Therapieverlauf und stressfreien Praxisbesuch beizutragen.

„Additionstherapie"

Behandlung in Intubationsnarkose (ITN)

Eine ambulante Behandlung in Intubationsnarkose darf nur in Kooperation mit ausgebildeten, zertifizierten Anästhesisten durchgeführt werden. Es gibt in der modernen Medizin und Zahnmedizin keine Legitimation für eine Personalunion von Operateur und Anästhesist.

Nur mit Anästhesisten

Indikationen für die Behandlung von Kindern in ITN:

Indikationen

- Kinder mit umfangreichem Sanierungsbedarf
- Kinder mit umfangreichem Sanierungsbedarf, bei denen die Sanierung nicht in einem absehbaren Zeitraum möglich ist.
- Kinder, deren Kooperationsfähigkeit durch sensorische, physische oder geistige Besonderheiten stark eingeschränkt ist.
- Kinder mit potenzieller Behandlungskooperation, bei denen aufwändige Sanierungen eine Verschlechterung der Kooperationsfähigkeit erwarten lassen.
- Kinder mit schweren dentofazialen Traumen

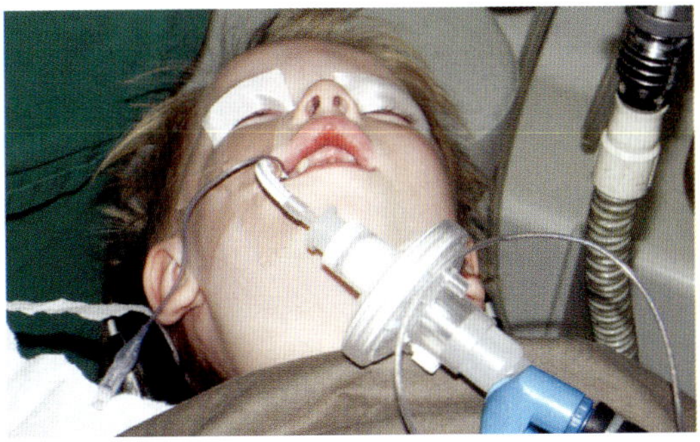

Abb. 18
Behandlung in Intubationsnarkose (oral intubiert)

Kontra-indikationen

Kontraindikationen für die Behandlung von Kindern in ITN:

- kooperatives Kind mit geringem Behandlungsbedarf
- Vorliegen von Kontraindikationen gegen eine Allgemeinnarkose

Voraus-setzungen

Voraussetzungen für die Behandlung von Kindern in ITN:

- Mindestalter sechs Monate
- pädiatrische Voruntersuchung
- eventuell Laborwerte (HB und Quick)
- Anamnese und körperliche Untersuchung
- Nüchternheit und Infektfreiheit am Operationstag

!

Die Entscheidung über die Narkosefähigkeit trifft immer der Anästhesist.

Aus zahnärztlicher Sicht sollte die Behandlung so erfolgen, dass für einen längeren Behandlungszeitraum keine invasive Behandlung mehr nötig ist.

Bei Therapie-entscheidung beachten

Folgende Punkte sollten bei der Therapieentscheidung beachtet werden:

- keine unsichere Behandlung (zum Beispiel direkte Überkappungen)
- Stahlkronen sollte der Vorzug gegenüber drei- oder mehrflächigen Füllungen gegeben werden.
- keine endodontischen Maßnahmen mit schlechter Prognose

Engmaschiger Recall

Nach einer erfolgreich durchgeführten ITN-Sanierung sollten die Kinder in ein engmaschiges Recallsystem eingebunden werden. Auch den Eltern muss verdeutlicht werden, dass zwar mit der Behandlung in ITN meist das primäre Problem beseitigt ist, seine Ursache aber weiter kontrolliert werden muss. Oft empfiehlt sich die Anfertigung eines Platzhalters oder einer Kinderprothese. Fatal ist, wenn sich nach einer Sanierung in ITN die „alten Fehlerchen“ wie mangelnde Mundhygiene und fehlgeleitetes Ernährungsverhalten wieder einschleichen.

Analgetika in der Kinderzahnmedizin

Zahnärztliche Analgetikatherapie bei Kleinkindern und Kindern stellt sich oft als etwas problematisch dar. Die Wirkstoffe Ibuprofen und Paracetamol haben sich als adäquate Analgetika in der Kinderzahnmedizin durchgesetzt.

Cave:

Der Wirkstoff Ibuprofen sollte in der Kinderzahnmedizin als Analgetikum nur bei Kindern ab dem 6. Lebensmonat appliziert werden. Liegt anamnestisch eine Frühgeburt bzw. ein offener Ductus art. Botalli vor, muss unbedingt Rücksprache mit dem zuständigen Pädiater gehalten werden.

Kinder mit angeborener Epilepsie sind häufig auf Phenytoin Präparate eingestellt. Ibuprofen induziert eine Plasmaspiegelerhöhung.

!

Ibuprofen	
Handelsname	p.o.: Aktren®, Anco®, Contraneural®, Dolgit®, Dolo-Puren®, Dolormin®, Esprenit®, Ibu (Generika), Ibuprofen (Generika), Imbun®, Jenaprofen®, Nurofen®, Optalidon®, Parsal®, Tabalon®, Togal® alle o. g. 200/400/600/800 mg/Tbl. oder Drg., z. T. ret. 800 mg/Ret. – Tbl. und Brause – Tbl. rektal: Esprenit® Supp. 542 mg, Ibuhexal® Supp. 600 mg, Ibuprofen Stada® Supp. 600 mg, Ibuprof von ct® 500 mg, Ibu TAD® Supp. 600 mg, Imbun® Supp. 500 mg
Indikation	gut wirksam bei Periostschmerzen und Fieber, bei apikalen Ostitiden besonders im Milchgebiss
Kontra-indikation	Blutungsneigung, Magen-/Darmulzera, Asthma bronchiale, Heuschnupfen oder Urtikaria Kinder < 6 Monate
Dosierung	Kinder > 6 Monate: 20–30 mg/kg KG/d p.o. verteilt auf 3 ED/d
Nebenwirkung	Frühgeborene mit offenen Ductus art. Botalli: Thrombozytopenie, Neutrozytopenie, bronchopulmonale Dysplasie bei rektaler Applikation: lokale Reizreaktion; bei Frühgeborenen mit offenen Ductus art. Botalli: intraventrikuläre und pulmonale Blutungen, periventrikuläre Leukomalazie, nekrotisierende Enterokolitis, Darmperforation, Oligurie, Wasserrention, Hämaturie
Wechsel-wirkung	Phenytoin, Digoxin, Lithium, Diuretika, Antihypertonika, Methotrexat, Baclofen

Tab. 4
Übersicht des Analgetikums Ibuprofen

Paracetamol	
Handelsname	p.o.: Ben-u-ron®, Captin®, Enelfa®, Fensum®, Mono Praecimed®, Paedialgon®, Paracetamol (Generika) alle 500 mg/Tbl., 200 mg/5ml Saft rektal: Ben-u-ron® 75 mg/Supp., Captin®, Enelfa®, Fensum®, Mono Praecimed®, Paedialgon®, Paracetamol (Generika) alle: 125/250/500/1000 mg/Supp. i.v.: Perfalgan® 10 mg/ml Infusionslösung
Indikation	bei Schmerzen aller Art, zur Fiebersenkung, bei akutem Migräneanfall
Kontra-indikation	Nieren- und Leberschäden, hereditäre Glukose-6-Phosphat-DHG-Mangel, Meulengracht-Krankheit (Gilbert-Syndrom) parenteral: Kinder < 33kg (ca. 11 Jahre)
Dosierung	Kinder: p. o.: 10 (–15) mg/kg KG ED bis 4×/d Supp.: 20 (–30) mg/kg KG ED (< 10 kg KG: 125 mg ED) bis 4×/d
Nebenwirkung	0,01–0,1 %: Hautrötungen < 0,01 %: allerg. Reaktionen mit Exanthemen in Einzelfällen: Anaphylaxie, Thrombozytopenie, Leukozytopenie, Agranulozytose, Panzytopenie, Bronchospasmus (Analgetika-Asthma)
Wechsel-wirkung	Antikoagulantien (Wirkung erhöht), Phenobarbital, Phenytoin, Carbamazepin, Isonicotinsäurehydrzid, Rifampicin, Salicylamid, Chlorzoxazon, Alkohol, Chloramphenicol, Zidovudin

Tab. 5
Übersicht des Analgetikums Paracetamol

4
Füllungstherapie

Egbert J. Körperich

Integration der Füllungstherapie in ein zahnärztliches Gesamtkonzept

In den letzten Jahren hat ein kontinuierlicher Wandel in der Füllungstherapie bei Kindern und Jugendlichen stattgefunden. Als Ursachen sind eine Polarisierung des Kariesbefalls, adhäsive Füllungsmaterialien und neuartige Präparationstechniken zu nennen.

Die Füllungstherapie ist aber nur ein „Baustein“ in der zahnärztlichen Behandlung von Kindern und Jugendlichen, in die sie sinnvoll integriert werden muss. Liegen kariöse Defekte beim Kind vor, so ist dies immer ein Indiz für mangelhafte Remineralisation, was eine Verstärkung der präventiven Anstrengungen nötig macht.

Bevor die Indikation zur Füllungstherapie bei Kindern gegeben wird, sollten mögliche Alternativen in Betracht gezogen werden.

!

Alternativen zur Füllungstherapie:

- noninvasive Kariestherapie zur Verstärkung von Remineralisation
- Kinderkronen
- Extraktion und eventuell kieferorthopädische Behandlung
- baldige Exfoliation, sodass keine Therapie notwendig ist

Indikationen zur Füllungstherapie im Milchzahn, differenziert nach Flächen

Okklusalfläche

Okklusalfläche:

- lokalisierter Einbruch in opakem oder verfärbtem Schmelz
- und/oder grau durchschimmernde Dentinverfärbung
- Kavitation in opakem oder verfärbtem Schmelz mit freiliegendem Dentin

Approximalflächen:

Approximalflächen

- Läsionen im äußeren Dentindrittel – röntgenologisch oder photooptisch diagnostiziert
- Karies im inneren Dentindrittel (röntgenologisch diagnostiziert)
- makroskopische Defekte

Unterschiede in der Füllungstherapie bei Kindern und Erwachsenen

Erwachsener – Kind

Grundsätzlich sind alle füllungstherapeutischen Maßnahmen von Erwachsenen auf Kinder übertragbar. Beeinflussende Faktoren sind die Kooperationsbereitschaft des Kindes und die morphologischen Unterschiede zwischen Milchzähnen und Dentes permanentes.

!

Kooperationsbedingte Schwierigkeiten:

- keine vollständige Exkavation möglich
- Matrizenapplikation nicht immer möglich
- keine absolute bzw. relative Trockenlegung möglich
- Es kann nur trocken präpariert werden.

Zweizeitiges Vorgehen mit temporärer Füllung

Um die oben genannte Problematik zu lösen, bietet sich das zweizeitige Vorgehen mit temporärer Füllung an. In einer zweiten, späteren Sitzung kann unter Umständen eine vollständige Exkavation unter Lokalanästhesie durchgeführt werden. Die mangelnde Bereitschaft bei kleinen Kindern zur Kofferdamapplikation kann durch die Wahl des Füllungsmaterials kompensiert werden. Handexkavatoren stellen durchaus eine Alternative zum herkömmlichen „Bohrer“ dar. Oft gelingt es in einer ersten Sitzung eine Kooperation aufzubauen, indem das Geschehen kindgerecht vermittelt wird, indem etwa vom „Löffelchen“ gesprochen wird, das den „Zahn ausbuddelt“.

Morphologische Unterschiede

- Der Milchzahnschmelz ist ungefähr nur 1 mm dick. Sobald das Dentin von kariösen Prozessen betroffen wird, ist mit Schmerzsensationen zu rechnen.
- Der Milchzahnschmelz ist überwiegend amorph.
- Es überwiegt eine geringere Dentinstärke, mit einem daraus resultierenden größeren Pulpenkavum.
- Charakteristisch sind die näher zur Außenfläche liegenden Pulpenhörner. Insbesondere die mesialen Pulpenhörner der ersten Milchmolaren dehnen sich weit aus (Abb. 19).

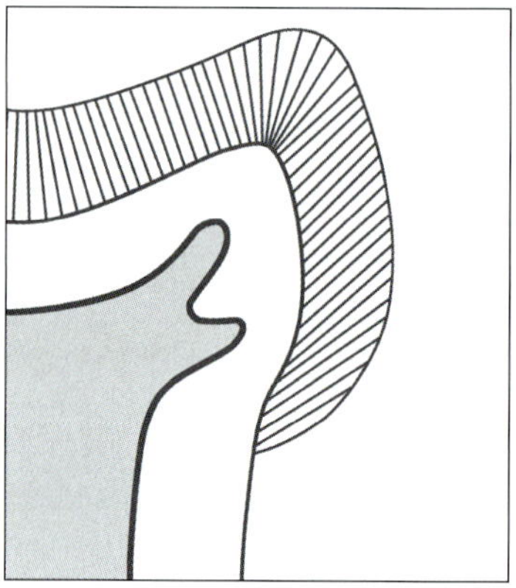

Abb. 19
Morphologischer Aufbau von Pulpa, Dentin und Schmelz des Milchzahns. Cave: zervikale und okklusale Pulpenhörner!

- Die Kauflächen der Milchmolaren sind schmaler, ihre Vestibulär- und Oralflächen divergieren in Richtung eines deutlich ausgeprägten zervikalen Schmelzwulsts (Cingulum).
- Milchmolaren haben einen breiteren und flacheren Approximalkontakt.
- Der mineralische Anteil des Milchzahnes ist geringer als bei der bleibenden Dentition.
- Postnatal gebildeter Schmelz ist weniger dicht mineralisiert als der pränatale Schmelzmantel.
- Zahnhartsubstanzdimensionen:
  Abstand im Approximalbereich von Schmelz und Dentin zur Pulpa:
  - Milchmolar: 1,5 bis 1,8 mm
  - bleibender Molar: 2,5 bis 2,8 mm

Präparationsanforderungen

Die lange Zeit noch weit verbreiteten „Black'schen Regeln" der Präparation sind heute mehr oder weniger obsolet. Im Vordergrund steht dagegen die defektorientierte minimalinvasive Präparation, bei der genaue Richtlinien zu beachten sind (siehe unten).

Minimalinvasive Präparation

!

Richtlinien der minimalinvasiven Präparation:

- Kavitätenboden defektorientiert belassen.
- Keinen geraden Kavitätenboden oder approximale Kavitätenwand schaffen.
- Übergang von Kavitätenwand zu Kavitätenboden rund gestalten.
- Umrissgestaltung nur defektorientiert ausführen.
- Approximale Stufe nicht tiefer legen.
- Bei Verwendung von adhäsiven Füllungsmaterialien kann auf die Präparation einer approximalen Stufe verzichtet werden.
- Besondere Beachtung ist den mesialen und distalen Pulpenhörnern zu schenken, die bei der Präparation der okklusalen und der approximalen Kavitätenwand oft unbemerkt perforiert werden können.
- Perforation mittels Sondierung (Miller-Nadel) ausschließen.

Trockenlegung

Besonders bei Kleinkindern gestaltet sich die Trockenlegung schwierig. Eine gute Füllungsapplikation ist vor allem bei adhäsiven Füllungsmaterialien nur unter absoluter Trockenlegung zu erreichen, die im Milchgebiss durch vielfältige Kofferdamapplikationen (Klammern, Wet Jets, Zahnseideligaturen etc.) erzielt werden kann. In den Fällen, bei denen die absolute Trockenlegung wegen einer fehlenden Behandlungskooperation nicht möglich ist, kann als Kompromisslösung eine relative Trockenlegung (zum Beispiel Vierhandtechnik) gewählt werden (Abb. 20a–b). Auch das Ausweichen auf weniger feuchtigkeitssensible Füllungsmaterialien stellt eine Alternative dar.

Absolute Trockenlegung

Relative Trockenlegung

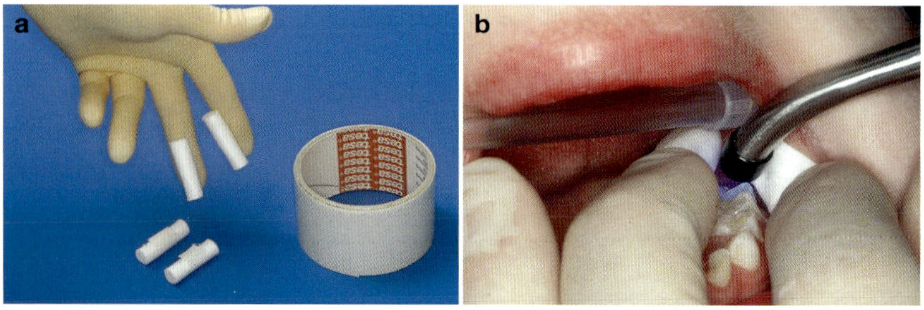

Abb. 20a–b
Relative Trockenlegung mit fixierten Watterollen

Füllungsmaterialien

Zahnärztliche Füllungsmaterialien (Abb. 21) haben seit der Einführung makrogefüllter Komposite vor ungefähr 35 Jahren eine gewaltige Renaissance erlebt. Heute stehen uns im Prinzip vier Füllungssysteme zur Verfügung.

Vier Füllungssysteme

- Feinpartikel-Hybridkomposite
  - Flowable Composites (minimalinvasive Füllungen im Sinne einer erweiterten Fissurenversiegelung [Abb. 22])
  - Dentinadhäsive der dritten bis fünften Generation (Abb. 23)
- Kompomere
- Hybridinomere
  - kunststoffmodifizierte Glasionomerzemente
- hochvisköse Glasionomerzemente (Abb. 24)

Der Einsatz von Amalgam (Abb. 25) sollte nach wie vor kritisch gesehen werden. Die Empfehlungen des Bundesinstituts für Arzneimittel und Medizinprodukte (BfArM, früher Bundesgesundheitsamt [BGA]), Amalgam im Milchzahn nur noch bedingt zu applizieren, wurden 1997 vom BfArM in Zusammenarbeit mit der DGZMK und DGZ als nicht gerechtfertigt angesehen.

Amalgam nach wie vor kritisch

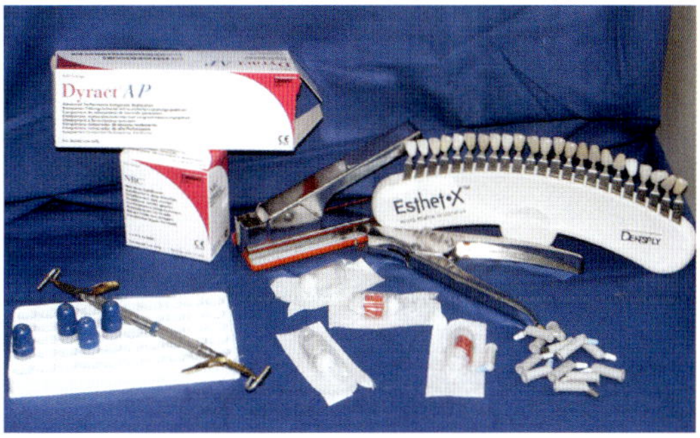

Abb. 21
Füllungsmaterialien

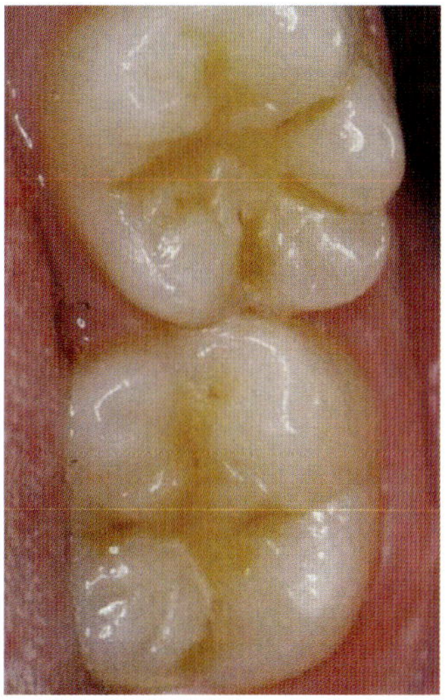

Abb. 22
Erweiterte Fissurenversiegelung

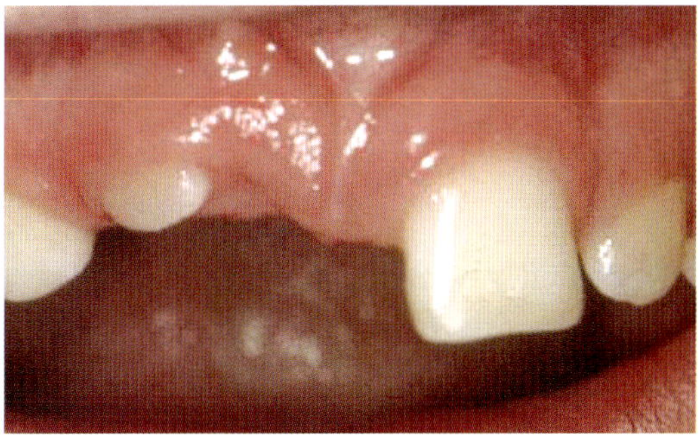

Abb. 23
Kompositaufbau nach Trauma an Zahn 21

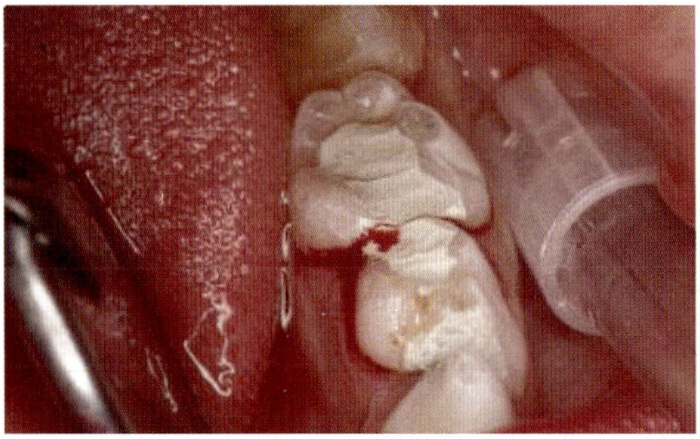

Abb. 24
Glasionomerfüllung

!

Klinische Parameter, die die Auswahl des Füllungsmaterials beeinflussen:

- Möglichkeiten der Kavitätenpräparation
- Behandlungskooperation
- Alter des Kindes
- zu erwartende Exfoliation des Milchzahnes
- Trockenlegung (absolut – relativ)
- Kariesinzidenz
- Mundhygieneverhalten

Milchmolare: Black-Klasse I und II vorherrschend

Eine extensive Füllungstherapie im Milchzahn sollte eigentlich nicht mehr Gegenstand zahnärztlicher Kinderbehandlung sein (Abb. 25). Leider beobachten wir aber immer noch eine Polarisierung der frühkindlichen Karies (ECC, Early Childhood Caries). Bei Milchmolaren können die meisten Kavitäten der Black-Klasse I und II zugeordnet werden. Um diese zu versorgen, sind die zur Verfügung stehenden Füllungsmaterialien unterschiedlich gut geeignet. Für die Füllungstherapie lässt sich folgende Hierarchie aufstellen (Tab. 6).

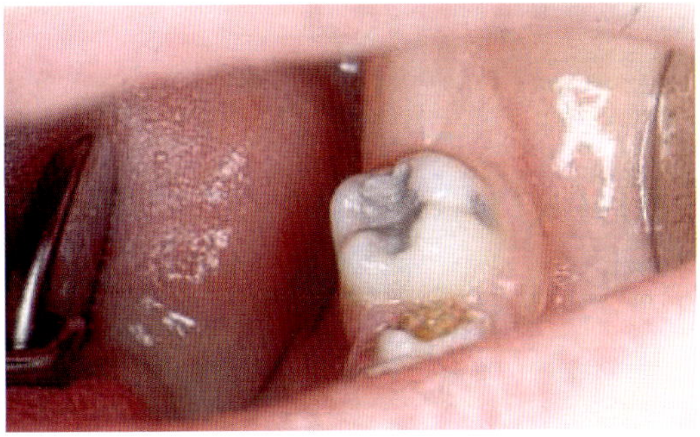

Abb. 25
Amalgamfüllung im kariesaktiven Gebiss

Füllungsmaterial	Black-Klasse I	Black-Klasse II
Kompomer	+++	+++
Komposit	++	++
Hybrid-GiZ	+++	++
hochvisköse GiZ	+++	++
konventionelle GiZ	+	(+)
+++ gut geeignet, ++ geeignet, + eingeschränkt geeignet		

Tab. 6
Eignung verschiedener Füllungsmaterialien bei Black-Klasse I und II

Bewertung

In Tabelle 6 steht Kompomer als Mittel der Wahl an erster Position. Kritisch sollten jedoch die höheren Abrasionswerte der Kompomere im Vergleich zu denen der Komposite gesehen werden.

Die Fluoridabgabe und -aufnahme aus der Füllung werden in Studien immer wieder positiv hervorgehoben. So werten neuere Untersuchungen die quantitative Fluoridabgabe zum Vorteil der Glasionomerzemente. Parameter, die diesen Prozess beeinflussen, sind neben dem Füllungsmaterial unter anderem aber auch Speichelzusammensetzung und Aushärtungszeit.

Anforderungen

Klinische Anforderungen an ein adäquates Füllungsmaterial für Milchzähne:

- gutes Handling
- möglichst keine Unterfüllung

- Etchant, Primer/Bond – zwei klinische Arbeitsschritte mit „One-Bottle-Bond“ (eine zusätzliche Ätzung kann den Hafthalt verbessern)
- toleriert kleinere Verarbeitungsvariationen
- mit allen Matrizensystemen verarbeitbar
- geringer Zeitbedarf für das Legen der Füllung
- geringe Empfindlichkeit gegenüber Feuchtigkeit (nur relative Trockenlegung)
- steuerbare, schnelle Härtung
- tolerierbarer Randspalt
- guter Haftverbund an Dentin und Schmelz
- geringes allergenes Potenzial, nicht toxisch (systemisch und lokal)
- keine starke Geruchsentwicklung
- Fluoridabgabe
- Röntgenopazität
- Abrasionsresistenz und thermischer Expansionskoeffizient ähnlich Milchzahnschmelz
- Frakturresistenz auch in geringen Materialstärken
- Polierbarkeit
- gute Ästhetik: zahnfarben

Individuelle Auswahl des Füllungsmaterials

Eine grundsätzliche Empfehlung, welches Füllungsmaterial im Milchzahn appliziert werden sollte, gibt es leider nicht. Das Füllungsmaterial muss von Fall zu Fall individuell ausgewählt werden. Als entscheidendes Auswahlkriterium bei ECC ist die Behandlungskooperation. Kann von einer Behandlungskooperation nicht ausgegangen werden, ist das zweizeitige beziehungsweise mehrzeitige Vorgehen oft das Mittel der Wahl. In der ersten Sitzung wird nur teilweise Karies exkaviert (meist ohne Lokalanästhesie) und anschließend eine temporäre Füllung mit IRM® appliziert. In einer späteren Sitzung – meist in der zweiten – erfolgt die definitive Kavitätenpräparation und Exkavation mit anschließend definitiver Versorgung.

Nach der Füllung im Total-Etch-Verfahren ist im jugendlichen bleibenden Zahn die Fluoridapplikation obligat. Nicht abgedeckte angeätzte Schmelzbereiche können so remineralisiert werden.

Fluoridierung

Vor- und Nachteile der einzelnen Füllungsmaterialien/Kinderkronen		
Material	**Vorteil**	**Nachteil**
Amalgam	• preiswert • lange Lebensdauer • schnell zu verarbeiten (wenn Kavität „amalgamgerecht" präpariert ist) • toleriert „Verarbeitungsfehler" • gutes Randspaltverhalten • abrasionsfest	• Unterfüllung erforderlich • keine Adhäsion • mikro-makro-retentive Präparation erforderlich • Applikation in zwei- und mehrflächigen Kavitäten nur in Verbindung mit Matrize • teilweise Hg-Belastung • schlechte Akzeptanz • schlechte Ästhetik
Komposite-Kompomere	• keine Unterfüllung erforderlich • Adhäsion • gute Ästhetik • keine mikro-makro-retentive Präparation erforderlich • schnelle Präparation und Füllungsapplikation • abrasionsfest	• Randspaltverhalten bei schlechter Mundhygiene problematisch • relativ bis absolute Trockenlegung erforderlich • toleriert keine Verarbeitungsfehler • problematisch bei unkooperativen Patienten
lichthärtende Glasionomerzemente	• Adhäsion • gute Ästhetik • Fluoridabgabe	• lange Verarbeitungszeit • Wasserabsorption
konfektionierte Stahlkronen (Kinderkronen)	• lange Lebensdauer Alternative zu übrigen Füllungsmaterialien • bei Karies-"High-Risk"-Kindern Alternative zu adhäsiven Materialien	• aufwändige Präparation und Applikation • gute Behandlungskooperation absolut notwendig
IRM	• gute, schnelle Applikation • temporäres Füllungsmaterial • geeignet für zweizeitiges Vorgehen • besonders bei unkooperativen Kindern geeignet • härtet unter Feuchtigkeit aus	• nur für einflächige Füllungen indiziert – sonst nur temporäre Füllung • geringere Abrasionsfestigkeit • unangenehmer Geschmack

Tab. 7
Vor- und Nachteile einzelner Füllungsmaterialien/Kinderkronen im Milchzahn und jugendlichen bleibenden Zahn

5
Caries-profunda-Therapie

Hans-Joachim Maiwald

Milchzahn

Besonderheiten

Im Vergleich zum bleibenden Zahn weisen der Milchzahn und der jugendliche bleibende Zahn anatomische und pathologische Besonderheiten auf, die in der Therapie zu beachten sind.

Geringe Schmelz- und Dentinstärke

Ausladende Pulpenhörner

Durch die geringeren Ausmaße des Milchzahnes ist die Schmelz- und Dentinstärke wesentlich geringer als beim bleibenden Zahn. Die Schmelzdicke beträgt maximal 1 mm und darunter liegt das Dentin, in dem sich relativ große Interglobularbereiche befinden, die eine schnellere Ausbreitung der Karies bedingen. Weiterhin sind ausladende Pulpenhörner vorhanden – besonders die mesialen Pulpenhörner der ersten Milchmolaren – sodass die Distanz vom Pulpenhorn bis zur Schmelzoberfläche nur 2,2 bis 3,2 mm beträgt.

Unterminierende Kariesausbreitung

Die Ausbreitung der Karies erfolgt in den Fissuren sowie im Approximalraum in der Regel unterminierend, wodurch klinisch oft nur eine relativ kleine Öffnung zu sehen ist, darunter breitet sich aber eine Caries profunda aus (Abb. 26, Abb. 27).

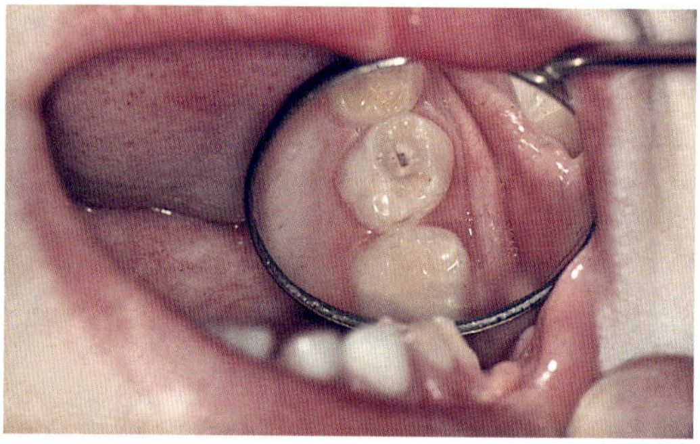

Abb. 26
Fissurenkaries am zweiten Milchmolaren mit einer relativ kleinen Eröffnung im Schmelz

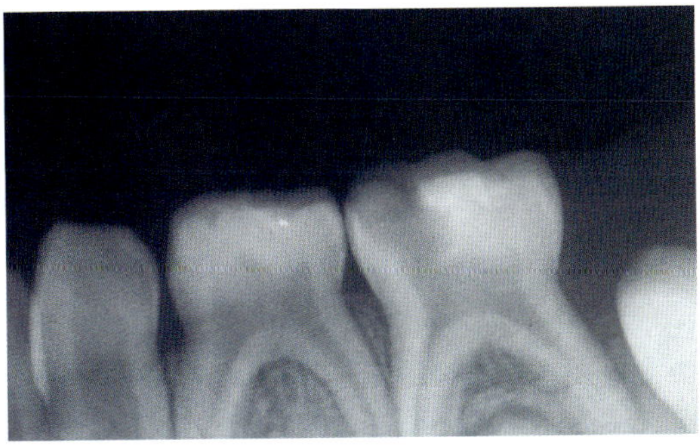

Abb. 27
Röntgenaufnahme zu Abbildung 24: stark unterminierende Karies im Kronenbereich mit Erweichung des Pulpendachs

!

Aufgrund der Größenverhältnisse sollte jede ins Dentin reichende Karies als Caries profunda behandelt werden.

Frühe Beteiligung der Pulpa

Durch den dünnen Hartsubstanzmantel bedingt, kommt es beim Fortschreiten der Karies schon relativ frühzeitig zu einer Mitbeteiligung der Pulpa. Die Milchzahnpulpa ist ein sehr abwehrfähiges Organ. Sie reagiert auf den Kariesreiz mit Sekundärdentinbildung (Abb. 28) und kann auch mit initialen Entzündungserscheinungen fertig werden. Erst nach Beginn der Wurzelresorption wird die biologische Situation ungünstiger.

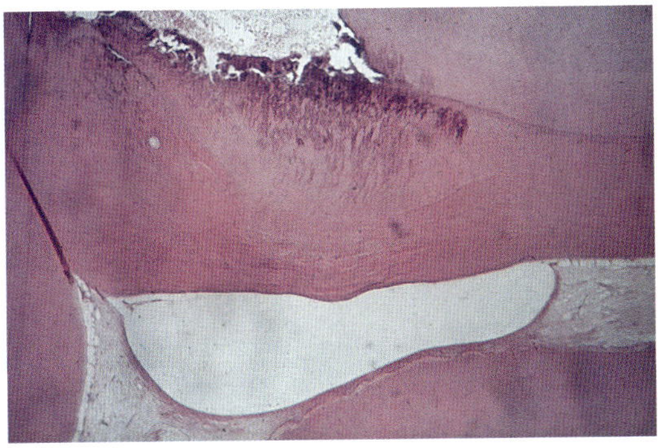

Abb. 28
Histologisches Bild einer Caries profunda am Milchzahn mit einer sehr starken Reizdentinbildung und einem Mikroabszess

Problematisch ist die Diagnostik der Kariesausdehnung und der eventuellen Pulpabeteiligung:

Klinische Inspektion

- Die klinische Inspektion ergibt oft nur eine kleine Eintrittsöffnung der Karies im Schmelzbereich, wobei die benachbarten Schmelzbereiche opak erscheinen können.

Wenig aussagekräftige Hinweise

- Das Kind ist selbst kaum in der Lage, verwertbare anamnestische Aussagen zu machen. Auch gibt der symptomärmere Verlauf einer Pulpaentzündung wenig aussagekräftige Hinweise.

Sensibilitätskontrolle

- Die Sensibilitätskontrolle ist nur schwer durchführbar und oft nicht verwertbar (geringere Reaktion der Pulpa, besonders nach Beginn der Wurzelresorption).

Röntgenaufnahme

- Wichtige Hinweise zur Ausbreitung der Karies kann eine Röntgenaufnahme bringen.

Vitalität, Kavitätenboden beachten

- Bei der Behandlung ist konsequent auf Zeichen der Vitalität des Zahnes zu achten und der Kavitätenboden muss als wichtiges diagnostisches Kriterium beachtet werden.

Early Childhood Caries

Ein besonderes Problem stellt die frühkindliche Milchzahnkaries dar. Sie wird heute als „Early Childhood Caries (ECC)“ bezeichnet und war früher als „Zuckertee-Karies“ oder „zirkuläre Milchzahnkaries“ bekannt. Bis zu 10 % der zwei- bis fünfjährigen Kinder sind von ihr betroffen. Ursächlich kommen die frühzeitige orale Infektion mit Mutans-Streptokokken (meist von den Eltern übertragen) in Frage und der exzessive Genuss kariogener Getränke mit der Nuckelflasche. Relevant sind zusätzlich entwicklungsbedingte Strukturdefekte der Zahnhartsubstanzen bedingt durch Geburtskomplikationen bzw. Ernährungsstörungen nach der Geburt. Obwohl die ECC in allen Bevölkerungsschichten nachgewiesen werden kann, spielen oft auch soziale Probleme eine wichtige Rolle. Hauptprobleme sind hierbei häufig die mangelnde Compliance der Eltern der betroffenen Kinder sowie die fehlende Behandlungsbereitschaft der noch sehr kleinen Patienten.

Die ECC wird in 3 Typen (nach Wyne 1999) eingeteilt:

Typ	Grad	Beschreibung
Typ 1	mild bis moderat	Die Milchmolaren, weniger die Schneidezähne sind betroffen. Erstauftreten der Karies im 2.–5. Lebensjahr
Typ II	moderat bis schwer	Betroffen sind die oberen Schneidezähne und später auch die Milchmolaren. Erstauftreten schon kurz nach dem Zahndurchbruch
Typ III	schwer	Alle Milchzähne sind betroffen.

Tab. 8
Typen der Early Childhood Caries

Therapieempfehlungen

Caries profunda ohne anamnestisch nachweisbare Spontanschmerzen

- Herstellung der defektbedingten Umrissform
- grobe Entfernung des kariösen Dentins, ohne zunächst in die Tiefe zu gehen
- Die weitere Kariesentfernung sollte möglichst unter sterilen Kautelen erfolgen, sodass der Einsatz des Kofferdams sinnvoll ist.

Kofferdam sinnvoll

- Nach der Entfernung der Karies an den Kavitätenwänden erfolgt die Entfernung des erweichten Dentins in Richtung Pulpa. Dies sollte möglichst mit dem Exkavator durchgeführt werden! Daraus ergeben sich folgende Vorteile:

Kariesentfernung mit Exkavator

Vorteile

  - Übersichtliche und fast schmerzfreie Vorgehensweise, wodurch auch das Vertrauen des Kindes und die weitere Behandlungsbereitschaft gefördert werden.
  - Mit einem Exkavator kann die Pulpa nicht eröffnet werden; es sei denn, die Karies hat bereits das Pulpendach erweicht. Mit einem Maschineninstrument besteht immer die Gefahr der Pulpaeröffnung, auch im kariesfreien Gebiet.
  - Daher kann dieses schonende Vorgehen auch diagnostisch genutzt werden.

Hartes Dentin und geschlossenes Pulpendach

Indirekte Überkappung

- Lässt sich nach der exakten Exkavation hartes Dentin nachweisen und ist das Pulpendach geschlossen geblieben, kann davon ausgegangen werden, dass der Milchzahn vital erhalten werden kann. Weil in dem verbliebenen Dentin, das eventuell verfärbt ist, noch Mikroorganismen vorhanden sind, sollte der über der Pulpa verbliebene Dentinanteil mit einem Kalziumhydroxid-Präparat versorgt werden (indirekte Überkappung). Wichtig ist ein bakteriendichter Abschluss der Kavität, um eine Vermehrung der Restbakterien sowie eine Wanderung zur Pulpa zu vermeiden. Hierfür hat sich Zinkoxid-Eugenol als Unterfüllung gut bewährt beziehungsweise, bei nachfolgender Versorgung mit einem Kunststoffpräparat, die Abdeckung mit einem Zement auf Kalziumhydroxid-Basis.

Eröffnung der Pulpa

- Wurde bei der Exkavation die Pulpa eröffnet, ist eine totale Vitalerhaltung nicht mehr möglich. Dann erfolgt die Einleitung entsprechender endodontischer Maßnahmen (siehe Kapitel »Endodontie« S. 99 ff.).

Caries profunda mit anamnestisch nachweisbaren Spontanschmerzen

Pulpaentzündung: Vitalerhaltung problematisch

Da Spontanschmerzen auf eine Pulpaentzündung hinweisen, ist die Vitalerhaltung eines solchen Zahnes problematisch. Nachfolgend sind Bedingungen aufgeführt, unter denen eine Vitalerhaltung versucht werden kann.

!

Voraussetzungen für die Vitalerhaltung:

- Die Spontanschmerzen waren nur sehr kurz und liegen nicht schon mehrere Tage zurück.
- Bei der Exkavation bleibt das Pulpendach geschlossen.

Vorgehen

Zur Vitalerhaltung erfolgen die Applikation eines Kalziumhydrid-Präparates und der Verschluss der Kavität mit Zinkoxid-Eugenol. Bleibt der Zahn klinisch ruhig, kann in den nächsten Tagen die definitive Füllung gelegt werden.

Caries profunda und artifizielle Eröffnung der Pulpa im kariesfreien Bereich

Kommt es bei der Präparation im Rahmen der Kavitätengestaltung zur Eröffnung im kariesfreien Dentinbereich, kann die Vitalerhaltung unter folgenden Kautelen versucht werden.

Vitalerhaltung versuchen

!

Voraussetzungen für die Vitalerhaltung:

- Die Wurzelresorption hat noch nicht begonnen und es liegt eine klinisch gesunde Pulpa vor.
- Die Eröffnungsstelle ist kleiner als 1 mm^2.
- Einhaltung der aseptischen Kautelen

Zur Vitalerhaltung erfolgt eine direkte Überkappung unter Einsatz von Kalziumhydroxid. Hierbei ist darauf zu achten, dass sich kein Blutkoagulum bildet, welches die Heilungschancen stark vermindert. Falls es sich schon gebildet hat, sollte die Wunde angefrischt werden. Es erfolgt die Auswaschung mit einer sterilen Kochsalzlösung (keine H_2O_2-Lösung!), die Trocknung mit einem sterilen Wattepellet und das drucklose Auftragen eines wässrigen Kalziumhydroxid-Präparates. Der gesamte Bereich sollte ohne Druck mit einem Zement aus Kalziumhydroxid überdeckt werden.

Direkte Überkappung, Vorgehen

Wichtig ist eine spätere Kontrolle der Vitalität des Zahnes.

Vitalität kontrollieren

!

Caries-profunda-Behandlung am Milchzahn (Abb. 29):

Exakte Kariesentfernung mit dem Exkavator, bei Erhalt eines harten geschlossenen Kavitätenbodens erfolgt die Vitalerhaltung durch eine indirekte Überkappung.

Wird bei der Kariesentfernung die Pulpa eröffnet, folgt eine endodontische Therapie.

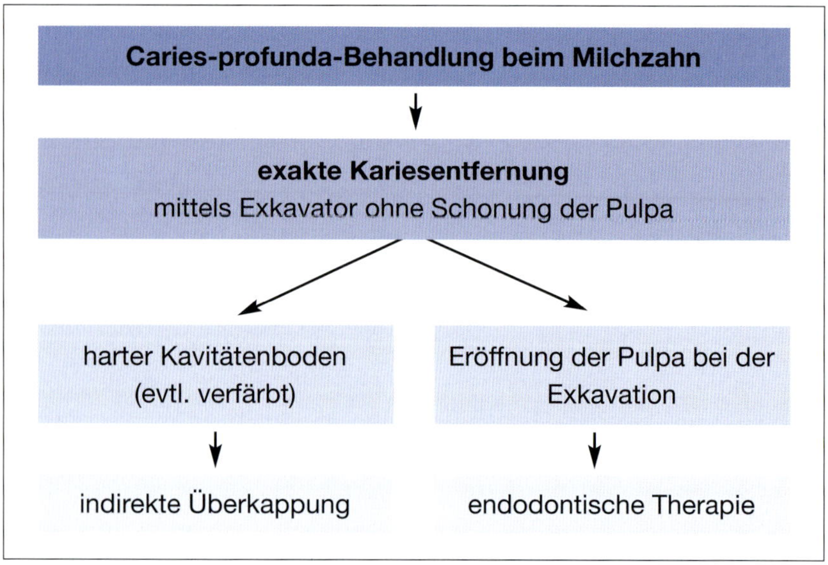

Abb. 29
Caries-profunda-Behandlung beim Milchzahn. Behandlungsablauf unter Einbeziehung des Kavitätenbodens bei klinisch gesunder Pulpa

Hinweise für die Praxis

Wurzelresorption

Wenn die Wurzelresorption bereits begonnen hat, sind die Abwehrleistungen der Pulpa stark reduziert, sodass die Indikationsgrenzen zur Vitalerhaltung enger gezogen werden müssen.

Da die Milchzahnpulpa durchaus abwehrfähig ist, kann es vorkommen, dass nur Teile der Kronen- bzw. Wurzelpulpa entzündet oder degeneriert sind, der Rest aber noch funktionstüchtig ist. Darum sollte beispielsweise bei der Begutachtung des Röntgenbildes auf Veränderungen der Zahnhartsubstanz geachtet werden. Bei einer Pulpitis chronica lassen sich gelegentlich Resorptionen im Wurzelkanal nachweisen (Abb. 30), wobei im unteren Wurzelabschnitt noch lebendes Pulpagewebe vorhanden sein kann.

Chemomechanische Kariesentfernung

Eine Kariesentfernung kann auch chemomechanisch (zum Beispiel mit Carisolv®) erfolgen. Nachteilig sind hierbei die höheren Materialkosten sowie die längeren Exkavationszeiten.

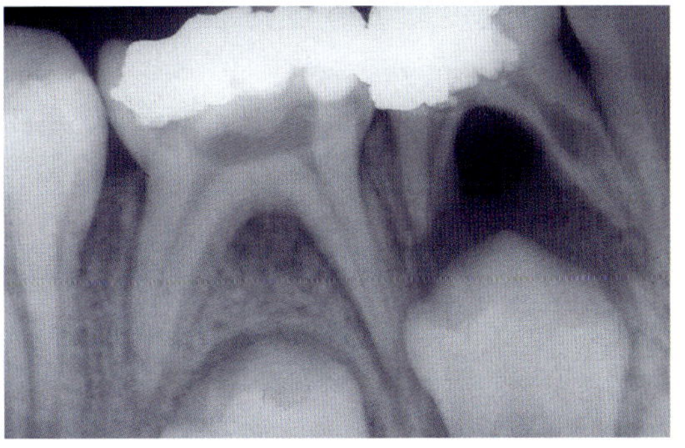

Abb. 30
Röntgenaufnahme – am ersten Molaren ist im mesialen Wurzelkanal eine Aufweitung zu erkennen, die die Folge einer chronischen Pulpitis sein kann.

Exkavator empfehlenswert

In verschiedenen Untersuchungen zeigte der Exkavator die besten Erfolge, wenn Zeitaufwand, Sicherheit und Exkavationsergebnis untereinander abgewogen wurden. Der Rosenbohrer ist zwar schneller, aber es besteht die Gefahr der Überexkavation und Pulpaeröffnung. Außerdem wird er von Kindern im Vergleich zu anderen Exkavierungsinstrumenten schlechter akzeptiert.

Kavitätengestaltung

Bei der Gestaltung der Kavität ist die Schaffung eines planen Kavitätenbodens im okklusalen sowie einer geraden pulpanahen Seitenwand im approximalen Bereich kontraindiziert, da es sonst zu einer Eröffnung der Pulpa kommt. Wichtig ist nach der Exkavation der Karies, dass der Kavitätenboden sowie die pulpanahe Approximalwand mittels Miller-Nadel auf eine mögliche Eröffnung der Pulpa untersucht werden. Da bei der Eröffnung der Pulpa oft keine Blutung sichtbar wird, kann dies schnell übersehen werden.

Keine schrittweise Kariesentfernung

Eine schrittweise Kariesentfernung (Stepwise Excavation), wobei zunächst ein kleiner Teil des kariös erweichten Dentins über der Pulpa belassen, mit Kalziumhydroxid abgedeckt und dann im zweiten Arbeitsgang entfernt wird, kann bei der Milchzahnbehandlung nicht empfohlen werden. Da in solchen Fällen die Karies schon bis zur Pulpa vorgedrungen ist, liegt dort auch bereits eine mehr oder weniger starke Infektion vor, die zum Untergang der Pulpa führen wird.

Frühkindliche Karies

Ein besonderes Problem stellt die Behandlung von Kleinkindern mit frühkindlicher Karies (ECC) dar. Da in der Regel viele Zähne betroffen sind, sollte die Karies möglichst schnell an allen Zähnen mit dem Exkavator entfernt und die Defekte provisorisch verschlossen werden.

Um die Eröffnung der Pulpa zu vermeiden, kann zunächst etwas kariöses Dentin belassen werden. Gleichzeitig muss ein intensives Präventionsprogramm mit Ernährungslenkung und Fluoridapplikation eingeleitet werden. In den nächsten Sitzungen kann dann Zahn für Zahn saniert werden. Im Molarenbereich haben sich konfektionierte Milchmolarenkronen bewährt, im Frontzahnbereich Frasakostripkronen.

Unkooperative Kinder

In neuerer Literatur wird bei unkooperativen Kindern die „Alternative Restorative Treatment (ART)“ empfohlen, wobei die Entfernung des weichen kariösen Dentins mittels Handinstrument und eine anschließende Abdeckung mit Glasionomerzement erfolgt. Um erfolgreich zu sein, ist ein enges Recallsystem mit einem intensiven Präventionsprogramm aufzubauen.

Jugendlicher bleibender Zahn

Besonderheiten

Der jugendliche bleibende Zahn weist gegenüber dem dann später fertig gebildeten Zahn eine Reihe von Besonderheiten auf, die für die Caries-profunda-Therapie von Bedeutung ist.

Posteruptive Reifungsphase bis zu drei Jahren

Nach dem Durchbruch des bleibenden Zahnes in die Mundhöhle beginnt seine posteruptive Reifungsphase, die bis zu drei Jahre dauert. Während dieser Zeit ist der Zahn erhöht kariesanfällig. Ähnlich wie beim Milchzahn ist klinisch oft nur eine kleine kariöse Öffnung im Schmelz erkennbar, während im Dentin eine starke unterminierende Ausbreitung vorhanden ist.

Dünnes Dentin, weitlumige Dentinkanälchen

Schnelle Ausbreitung der Mikroorganismen im Dentin

Das Dentin ist noch relativ dünn und weist weitlumige Dentinkanälchen auf. Im peripheren Dentin beträgt die Weite der Dentinkanälchen 0,5 bis 30,7 µm, im pulpanahen Bereich 2 bis 3 µm. Von klinischer Bedeutung ist auch die hohe Kanaldichte im pulpanahen Dentin, wodurch der Anteil an Protoplasma bis zu 80 % betragen kann. Bei einem Kariesbefall bedeutet dies, dass die Mikroorganismen schnell im Dentin vorankommen, Abwehrleistungen in Form der Mineralisation der Dentinkanälchen nur begrenzt vorhanden sind und eine Pulpabeteiligung frühzeitig zu beobachten ist.

Enorme Abwehrfähigkeit der Pulpa

Da das Wurzelwachstum in der Regel erst nach drei Jahren abgeschlossen ist, ist in dieser Phase noch ein breiter Versorgungszugang von apikal zur Pulpa vorhanden, wodurch das Pulpagewebe extreme Abwehrleistungen erbringen kann. Dabei kann es zu starken Reizdentinbildungen kommen, sodass auch eine beginnende seröse Pulpitis nach entsprechender Therapie noch ausheilen kann.

!

Oberstes Ziel der Behandlung eines jugendlichen bleibenden Zahnes muss die Erhaltung der Vitalität sein, damit die weitere Formierung des Dentins sowie der Wurzel erfolgen kann.

Therapieempfehlungen

Caries profunda bei einer klinisch gesunden Pulpa

- Defektbedingte Umrissform herstellen.
- Kariöses Dentin entfernen, ohne zunächst in die Tiefe zu gehen.
- Die weitere Kariesentfernung sollte möglichst unter sterilen Kautelen erfolgen, sodass der Einsatz des Kofferdams sinnvoll ist.

Kofferdam

- Nach Entfernung der Karies an den Kavitätenwänden erfolgt die Entfernung des erweichten Dentins in Richtung Pulpa. Dies sollte möglichst mit dem Exkavator erfolgen!

Exkavator

!

Im Gegensatz zur Caries-profunda-Behandlung am Milchzahn erfolgt die Kariesentfernung unter größtmöglicher Schonung der Pulpa. Eine Eröffnung der Pulpa sollte vermieden werden (Abb. 31).

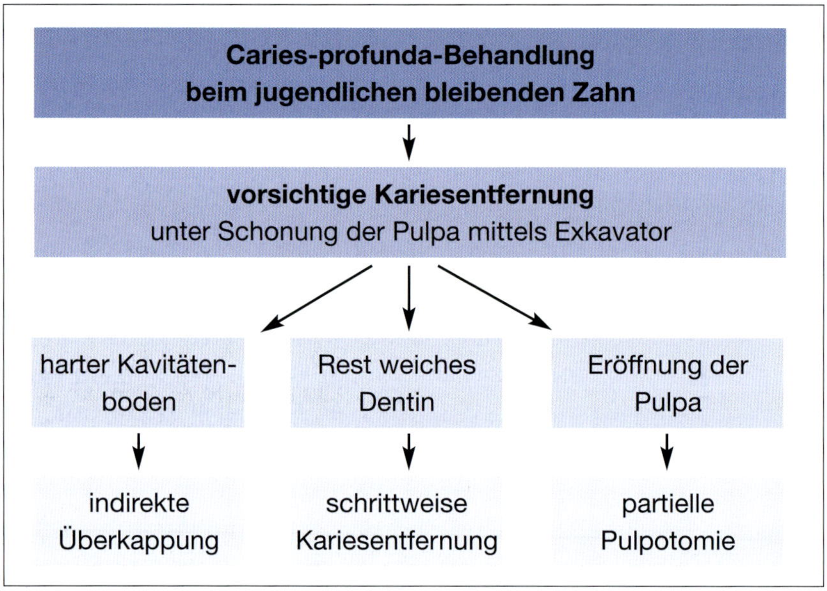

Abb. 31
Caries-profunda-Behandlung beim jugendlichen bleibenden Zahn. Behandlungsablauf unter Einbeziehung des Kavitätenbodens bei klinisch gesunder Pulpa

- Gelingt es, mit dem Exkavator das erweichte kariöse Dentin vollständig zu entfernen, ohne dabei die Pulpa zu eröffnen (Kontrolle des Kavitätenbodens!), kann eine indirekte Überkappung vorgenommen werden. Verbleibt nach der Exkavation ein kleiner Teil verfärbten, aber harten Dentins in der Nähe der Pulpa, sollte dies zum Schutz der Pulpa belassen werden. Man muss sich dabei aber im Klaren sein, dass hier noch Mikroorganismen vorhanden sein können. Aus diesem Grund erfolgt im pulpanahen Bereich die Applikation eines Kalziumhydroxid-Präparates, darüber kommen Unterfüllung und definitive Füllung.

Indirekte Überkappung

Applikation eines Kalziumhydroxid-Präparates

- Geht die kariöse Erweichung des Dentins bis in die unmittelbare Nähe der Pulpa, sollte dieses Dentin nicht entfernt werden, weil sonst die Eröffnung der Pulpa droht. In diesem Fall ist die schrittweise Kariesentfernung (Stepwise Excavation) indiziert. Es erfolgen die Abdeckung des belassenen kariösen Dentins mit Kalziumhydroxid und der provisorische Verschluss der Kavität. Der Patient muss darauf hingewiesen werden, dass es sich hierbei um einen Erhaltungsversuch des Zahnes handelt. Falls pulpitische Schmerzen auftreten, sollte er sofort den Zahnarzt aufsuchen, damit durch ein endodontisches Behandlungsverfahren die Teilvitalerhaltung noch möglich ist.

Schrittweise Kariesentfernung

Patient über Erhaltungsversuch aufklären

- Wenn der Zahn symptomlos bleibt, muss nach frühestens sechs Wochen die Kavität erneut geöffnet und das verbliebene kariöse Dentin entfernt werden. Aufgrund der starken Leistungsfähigkeit der Pulpa erfolgte in der dazwischen liegenden Zeit die Bildung von Reizdentin, sodass die Eröffnung der Pulpa bei der restlichen Kariesentfernung verschlossen bleibt. Beachtet werden muss, dass das Reizdentin eine dunklere Färbung hat, sodass es mit kariösem harten Dentin verwechselt werden kann.
  Nach der Kariesentfernung erfolgt wiederum die Abdeckung des pulpanahen Dentins mit Kalziumhydroxid, weiterhin die Versorgung mit einer Unterfüllung sowie mit einer definitiven Füllung.

Anhaltende Symptomlosigkeit

Reizdentinbildung

- Wird bei der Kariesentfernung die Pulpa eröffnet und ist in der Umgebung noch ein geringer Rest kariösen Dentins vorhanden, muss dieses entfernt werden. Es wird dann das darunter liegende Pulpagewebe mit einem Diamantschleifer unter Kühlung mit physiologi-

Partielle Pulpotomie

scher Kochsalzlösung ungefähr 2 mm tief entfernt (partielle Pulpotomie). Es erfolgt die Wundtoilette mit steriler Kochsalzlösung (kein Wasserstoffperoxid verwenden!), die Blutstillung und die Trocknung mit sterilem Wattepellet. Zur Wundversorgung wird drucklos ein Kalziumhydroxid-Präparat appliziert, das mit einem Zement auf Kalziumhydroxid-Basis abgedeckt wird. Darüber folgen dann Unterfüllung sowie definitive Füllung. Da es sich auch hierbei um einen Erhaltungsversuch handelt, muss, wie oben beschrieben, der Patient darüber aufgeklärt werden.

Patient über Erhaltungsversuch aufklären

Caries profunda mit beginnender Pulpaentzündung

Durch gute Pulpaabwehr gute Heilungschancen

- Bei einer beginnenden Pulpaentzündung ist beim jugendlichen bleibenden Zahn durchaus die Chance der Ausheilung vorhanden, sodass seine Vitalität erhalten werden kann. Durch den noch relativ breiten apikalen Zugang zur Pulpa ist eine optimale Blutversorgung vorhanden und entzündlich bedingte Stauungen, wie sie bei einem fertig gebildeten Zahn mit einem engen Foramen apicale schnell zustande kommen, treten erst sehr spät auf. Dadurch kann bei einer entsprechenden Therapie durch die sehr guten Abwehrleistungen des Pulpagewebes eine Ausheilung erreicht werden.

Expektatives Vorgehen

- Bei einer Caries profunda kann durch ein expektatives Vorgehen mittels indirekter oder direkter Überkappung die Ausheilung und Vitalerhaltung angestrebt werden. Halten die Schmerzen über zwei bis drei Tage an, muss ein endodontisches Therapieverfahren eingeleitet werden.

6
Endodontie

Egbert J. Körperich

Milchzahn

Entscheidungsparameter für eine endodontische Behandlung des Milchzahns

Caries profunda mit Beteiligung der Pulpa ist wegen der anatomischen Verhältnisse bei ECC (Early Childhood Caries) heute keine Seltenheit mehr. Die Entscheidung zur endodontischen Therapie im Milchzahn wird von folgenden Faktoren beeinflusst:

Entscheidungsparameter

- Behandlungsbereitschaft des Kindes
- Allgemeinkrankheiten und eine reduzierte Immunabwehr relativieren die Indikation.
- Die Zahnextraktion ist einer prognostisch fraglichen endodontischen Behandlung unter Umständen vorzuziehen.
- Milchfrontzähne besitzen kaum Platzhalterfunktion, sind jedoch für die Sprachentwicklung und Ästhetik des Kindes von Bedeutung.
- Milchmolaren und Milcheckzähne sind für die eugnathe Einstellung der Schneidezähne, der ersten Molaren und Prämolaren von Bedeutung.
- Eine Extraktion der zweiten Milchmolaren zwei Jahre vor der natürlichen Exfoliation führt in der Regel zur Lückeneinengung im bleibenden Gebiss.
- Der Resorptionsgrad der Milchzahnwurzel beeinflusst die Reparationsleistung der Milchzahnpulpa – eine deutliche Verminderung liegt sowohl bei mehr als einem Drittel physiologischer Wurzelresorption als auch bei pathologischer Resorption vor.
- Endodontische Maßnahmen sind nur dann zu rechtfertigen, wenn die Chance der entzündungsfreien Zahnerhaltung mindestens bis zum frühestmöglichen Extraktionstermin gegeben ist (in der Regel zwei Jahre vor der natürlichen Exfoliation, Tab. 9). Die Tabellen 10 und 11 geben einen Überblick, in welchem Zeitraum die Entwicklung der bleibenden Zähne stattfindet. So beginnt die Hartsubstanz-

bildung für den Molaren beispielsweise bereits im siebten bis achten Monat intrauterin und das Wurzelwachstum für den dritten Molaren kann erst mit 25 Jahren beendet sein.

Ausfall der Milchzähne (nach Jahn)		
Zähne	**Jungen**	**Mädchen**
UK i_1	7,0	6,5
OK i_1	7,6	7,4
UK i_2	8,0	7,5
OK i_2	8,3	8,1
UK c	10,7	9,8
OK m_1	11,0	10,5
UK m_1	11,3	10,6
OK c	11,6	10,8
OK m_2	11,7	10,9
UK m_2	12,1	11,7

Tab. 9
Ausfall der Milchzähne bei Jungen und Mädchen

Entwicklung bleibender Zähne im Oberkiefer					
Zahn	**Beginn der Hartsubstanzbildung**	**Krone fertig gebildet (Jahren)**	**Wurzelwachstum beendet (Jahren)**	**Durchbruchszeiten Jungen (Jahren)**	**Durchbruchszeiten Mädchen (Jahren)**
I_1	3–4 Mon.	4–5 (3,3–4,1)	10 (8,6–9,8)	6,4–8,3	6,4–8,0
I_2	10–12 Mon.	4–5 (4,4–4,9)	11 (9,6–10,8)	7,5–9,3	7,2–9,1
C	4–5 Mon.	6–7 (4,5–5,8)	13–15 (11,2–13,3)	10,3–12,7	9,7–12,2
P_1	18–24 Mon.	5–6 (6,3–7,0)	12–13 (11,2–13,6)	9,9–12,3	9,4–11,9
P_2	24–30 Mon.	6–7 (6,6–7,2)	12–14 (11,6–14,0)	10,6–13	10,3–13,2
M_1	7–8 Mon. i. uterin	2,1–3,5	9–10	5,7–7,5	5,7–7,4
M_2	30–36 Mon.	7–8 (6,9–7,4)	14–16 (12,9–16,2)	11,2–13,6	10,9–18,8
M_3	7–9 J.	12–16 (12,8–13,2)	18–25 (19,5–19,6)	17–22	17–22

Tab. 10
Zahnentwicklung im Oberkiefer: bleibende Zähne

Entwicklung bleibender Zähne im Unterkiefer					
Zahn	Beginn der Hart-substanz-bildung	Krone fertig gebildet (Jahren)	Wurzelwachs-tum beendet (Jahren)	Durchbruchs-zeiten Jungen (Jahren)	Durchbruchs-zeiten Mädchen (Jahren)
I_1	3–4 Mon.	3–5 (3,4–5,4)	7,5 (7,7–8,6)	5,5–7	5,4–6,9
I_2	3–4 Mon.	3–4 (3,1–5,9)	9 (8,5–9,6)	6,7–8,3	6,5–8,1
C	4–5 Mon.	4 (4,0–4,7)	10,8 (10,8–13,0)	9,5–11,9	8,5–11,0
P_1	18–24 Mon.	5 (5–6)	11 (11,0–13,4)	9,7–12,1	8,5–11,0
P_2	36 Mon.	6 (6,1–7,1)	12 (11,6–14,0)	10,4–13,0	10,2–12,7
M_1	7–8 Mon. i. uterin	2 (2,1–3,6)	8 (7,8–9,8)	5,8–7,5	5,8–7,3
M_2	30–36 Mon.	7 (6,2–7,4)	11 (11,0–15,7)	11,0–13,4	10,5–13,3
M_3	9–10 J.	12 (12,0–13,7)	20 (20,0–20,8)	17–22	17–22

Tab. 11
Zahnentwicklung im Unterkiefer: bleibende Zähne

Diagnostik von Pulpaerkrankungen und des apikalen Parodonts

Klinisch den genauen histologischen Entzündungszustand der Pulpa zu diagnostizieren ist fast unmöglich. Tabelle 12 gibt Hinweise auf den Entzündungszustand der Pulpa, der bei entsprechender Kariesausdehnung zu erwarten ist, und auf die mögliche Therapie.

Kleinkind

Die Pulpitisdiagnostik beim Kleinkind ist oft sehr schwierig. Im Vordergrund steht eine relative bis totale Unfähigkeit, bei der Behandlung zu kooperieren. Die folgenden Diagnoseverfahren können in einer gewissen Hierarchie auf ihre Durchführbarkeit und Bewertung gesehen werden.

Therapiemöglichkeiten bei Karies und entzündeter Pulpa			
Karies-ausdehnung	**Klinischer Befund**	**Entzündungs-zustand der Pulpa**	**Therapie**
auf Schmelz begrenzt	nur gering	gesunde Pulpa	Füllungstherapie
auf Schmelz und äußere Dentin-hälfte begrenzt	pulpitische Schmerzen durch Stimulation von Säuren und Zucker	minimale Pulpitis oder reversible Pulpitis	Caries-profunda-Behandlung, Füllungstherapie
innere Dentin-hälfte bzw. Pulpaexposition	Schmerzsensationen auf Kälte, Säuren und Zucker	reversible bis irreversible Pulpitis	Caries-profunda-Behandlung nur bedingt möglich, Pulpektomie Mittel der Wahl
Pulpabeteiligung	Vitalität noch vorhanden	irreversible Pulpitis	Pulpektomie
	Vitalität negativ	nekrotische Pulpa	Trepanation und offen lassen (temporär), Extraktion, eventuell Wurzelkanalbehandlung
Pulpabeteiligung mit weiterer Entzündungsausbreitung periapikal, interradikulär	Vitalität negativ, Fistelgang bukkal erkennbar bzw. abszedierender Fistelgang	nekrotische Pulpa mit gangränöser Veränderung	Trepanation und offen lassen (temporär) bzw. Inzision als Akuttherapie, anschließend Extraktion

Tab. 12
Korrelation zwischen Kariesausdehnung, klinischem Befund, Entzündungszustand der Pulpa und zu applizierender Therapie

Visuelle Diagnostik

Bei Kleinkindern steht die visuelle Diagnostik im Vordergrund. Die kariöse Zerstörung des Milchzahnes kann rein visuell sehr gut beurteilt werden. Hilfreich ist oft die Anwendung von Fiberoptiken. Aufgrund der Vorstellung über die Ausdehnung der Milchzahnpulpa (siehe Kapi-

Bei Kleinkindern: Pulpabeteiligung gut einzuschätzen

tel „Füllungstherapie", Abb. 19, S. 76), virtuell projiziert auf die Milchzahnkrone, kann eine Pulpabeteiligung sehr gut abgeschätzt werden. Veränderungen des apikalen Parodonts zeigen sich sehr schnell in der vestibulären Gingiva.

Palpatorische Diagnostik

Nicht bei generalisierter Gingivitis

Die Palpation der vestibulären Gingiva unter leichtem Druck gibt Anhalt auf apikale parodontale Entzündungsprozesse. Sie kann sehr gut zur Lokalisation im Molarenbereich herangezogen werden. Die distale vestibuläre Druckdolenz ist sehr häufig ein Zeichen für eine Pulpitis im zweiten Milchmolaren mit parodontaler Reaktion. Eine etwas nach mesial verlagerte Druckdolenz ist ein Zeichen für eine Pulpitis im ersten Milchmolaren mit parodontaler Reaktion. Eine Pulpitis mit parodontaler Reaktion im Milcheckzahn ist eher selten. Bei generalisierter Gingivitis kann die palpatorische Vestibulumdiagnostik zu Fehldiagnosen führen.

Perkussion

Bei Kleinkindern kritisch

Die klassische zahnärztliche Perkussionsdiagnostik ist bei Kleinkindern sehr kritisch zu bewerten. Wegen der anatomisch differenzierten Parodontien und Knochenkompakta wird der Perkussionsimplus unterschiedlicher als bei Erwachsenen fortgeleitet.

Röntgen

Röntgendiagnostik

Um die Ausdehnung einer apikalen beziehungsweise interradikulären Parodontitis beurteilen zu können, ist die Röntgendiagnostik unabdingbar. Kritisch sollte jedoch der Aussagewert in Relation zur aktinischen Belastung des kleinen Patienten gesehen werden.

Vitalität

Oft falschpositive und falschnegative Bewertung

Die Sensibilitätsprüfung bei Kleinkindern und Kindern führt oft zu falschpositiven wie falschnegativen Bewertungen. Falschpositive Bewertungen liegen in der oft stark emotional orientierten Sensibilitätsverarbeitung von Kleinkindern und Kindern begründet. Falschnegative Aussagen liegen bei Milchzähnen mit nicht abgeschlossenem Wurzelwachstum sowie bereits durchgeführten Vitalamputationen und Traumen vor.

Endodontische Therapie

Die endodontische Behandlung des Milchzahnes ist eines der zurzeit am häufigsten diskutierten Themen der Kinderzahnheilkunde. Folgende Gesichtspunkte sollten vor einer endodontischen Therapie berücksichtigt werden.

Verhältnismäßigkeit des Erfolgs zur Belastung

Im Vordergrund steht immer die Frage, mit wie viel Therapie kann ein Kleinkind beziehungsweise Kind belastet werden und steht diese Therapiebelastung in einem vertretbaren Verhältnis zum Therapieerfolg. Kinder sind sehr selten in der Lage, lange und komplizierte Behandlungsabläufe durchzustehen. Der Zahnarzt sollte sich immer vor Augen halten, dass Kinder keine kleinen Erwachsenen sind.

Vitalamputation und -exstirpation

Pulpektomieverfahren wie Vitalamputation und Vitalexstirpation stehen heute bei endodontischen Maßnahmen am Milchzahn im Vordergrund. Die folgende Tabelle gibt dem Therapeuten eine Entscheidungshilfe an die Hand, welche Therapiemaßnahme in Abhängigkeit von der Größe einer apikalen röntgenologischen Transparenz und dem Alter der kleinen Patienten indiziert ist.

Therapieentscheidung in Abhängigkeit von röntgenologischer Transparenz und Patientenalter	
Größe > 5 mm	Größe < 5 mm
Milchfrontzahn → Extraktion	Milchfrontzahn < 4,5 Jahre → Pulpektomie
	Frontzahn > 4,5 Jahre → Extraktion
erster Milchmolar → Extraktion	erster Milchmolar → Extraktion
zweiter Milchmolar → Extraktion und Platzhalter	zweiter Milchmolar < 6 Jahre → Pulpektomie
	zweiter Milchmolar > 6 Jahre → Extraktion und Platzhalter

Tab. 13
Therapierichtlinien in Abhängigkeit von röntgenologischer Transparenz periapikal beziehungsweise in der Bi- oder Trifurkation

Eröffnung der vitalen Milchzahnpulpa – Pulpektomieverfahren

Kommt es während der Kariesexkavation zur Eröffnung der Milchzahnpulpa, empfiehlt sich folgendes differenziertes Vorgehen.

Pulpitis coronalis, Pulpitis partialis → *Vitalamputation*

Diagnose:

- hellrote, schwache Blutung
- Blutung steht nach Aufbringen eines Wattepellets mit H_2O_2 (3 %) innerhalb weniger Minuten.

Pulpitis totalis → *Vitalexstirpation*

Diagnose:

- dunkelrote, starke Blutung
- Blutstillung ist nicht möglich.

Vorgehen bei Vitalamputation

Klinische Arbeitsschritte des Vitalamputationsverfahrens:

- Lokalanästhesie
- Trockenlegung des Zahnes (zumindest relativ), optimal wäre Kofferdam
- Kariesexkavation und Kavitätenpräparation
- Abtragen des Pulpendaches
- Amputation der Kronenpulpa mit Diamant unter optimaler Kühlung
- eventuell tiefe Amputation beziehungsweise Exstirpation (Cave: Überinstrumentierung und Verletzung des Zahnkeims!)
- Spülung mit H_2O_2 (3 %) oder NaCl
- Auftragen eines Wattepellets mit Formokresol für zirka drei Minuten (biologisch problematisch)
- Amputationspaste (Zinkoxid-Eugenol-Gemisch) und eventuell temporäre Füllung mit Zinkoxid-Eugenol (IRM)
- definitive Versorgung mit einer Kinderkrone

Alternativ:

Alternative Maßnahmen

nach der Spülung mit H_2O_2 (3 %) oder NaCl

- Auftragen eines Wattepellets mit Eisen-III-Sulfat
- $CA(OH)_2$ auftragen
- temporäre Füllung beispielsweise mit Zinkoxid-Eugenol (IRM)

Bewertung der Vitalamputationsverfahren

In der Literatur werden mehrere Vitalamputationsverfahren beschrieben. Im Folgenden wird eine Übersicht mit klinischer Bewertung gegeben.

Vitalamputationsverfahren	Klinische Bewertung
Vitalamputation mit MTA	biologisch voll akzeptabel
Vitalamputation mit Eisen-III-Sulfat	biologisch voll akzeptabel
Vitalamputation mit $Ca(OH)_2$	biologisch akzeptabel
Vitalamputation mit Formokresol	biologisch nicht akzeptabel
Vitalamputation mit Glutaraldehyd	biologisch nicht akzeptabel
Vitalamputation mit N2	biologisch nicht akzeptabel
Vitalamputation mit Kortison-Antibiotika-Präparaten	nur bedingt einsetzbar (Notfallbehandlung)

Tab. 14
Vitalamputationsverfahren und ihre klinische Bewertung

Formokresol kritisch zu bewerten

Stark diskutiert wird nach wie vor die Vitalamputation mit Formokresol, ein Verfahren, das immer noch in angelsächsischen Schulen gelehrt und praktiziert wird. In einer modernen, biologisch orientierten Kinderzahnmedizin werden die möglichen Nebenwirkungen im Vergleich zu der hohen klinischen Erfolgsquote jedoch kritisch bewertet. Grundsätzlich sollte, wenn überhaupt, eine Vitalamputation mit Formokresol (Verdünnung 1:5) nur einzeitig (drei Minuten Formokresol-Methode) und nach strenger Indikationsstellung durchgeführt werden.

Übersicht: Vitalamputation mit Formokresol und $CA(OH)_2$		
	dreiminütige Formokresol-Methode:	*$CA(OH)_2$-Methode:*
Bezeichnung	„Therapeutic Pulpotomy“	„Vital Pulpotomy“
Verbreitung	angelsächsische Schulen	v. a. im skandinavischen Raum
Wundverband	Formokresol-Lösung	$CA(OH)_2$-Paste
Ziel	Zahnerhaltung	Vitalerhaltung der Pulpastümpfe und Bridging
Indikation	Pulpitis totalis, partielle Pulpanekrose	Pulpitis partialis
Probleme	Eindringtiefe des Formokresols und anschließendes Ausspülen nicht kontrollierbar	Blutkoagulum im Amputationsbereich
Erfolgsquote	> 80 %	50 % Asepsis (Kofferdam) Voraussetzung, im weiteren Verlauf Pulpanekrosen
Wertung	biologisch nicht akzeptabel	biologisch akzeptabel

Tab. 15
Vergleichende Darstellung Vitalamputation mit Formokresol und $CA(OH)_2$

Eisen-III-Sulfat

Die biologisch nicht akzeptable Vitalamputation mit Formokresol wird immer mehr durch die Vitalamputation mit Eisen-III-Sulfat 15,5 % ersetzt. Klinische Studien zeigen mittlerweile ähnlich gute Ergebnisse wie die Formokresol-Methode.

Mineral-Trioxid-Aggregat

Das im Moment neueste Mittel für die Vitalamputation an Milchzähnen ist MTA, ein Mineral-Trioxid-Aggregat. Erste klinische Studien zeigen, dass gegenüber Eisen-III-Sulfat weniger interne Resorptionen auftreten. Biologisch ist MTA unbedenklich und voll akzeptabel. Eine weitere Indikation für MTA sind bleibende Frontzähne mit nicht abgeschlossenem Wurzelwachstum, mit der Indikation der Apexifikation.

Arbeitsschritte bei der Vitalamputation mit MTA:

Arbeitsschritte

- Lokalanästhesie
- Trockenlegung des Zahnes (zumindest relativ), optimal wäre Kofferdam
- Kariesexkavation und Kavitätenpräparation

- Abtragen des Pulpendaches
- Amputation der Kronenpulpa mit Diamant unter optimaler Kühlung
- Applikation von MTA-Paste für mindestens drei Minuten unter Druck
  - Der Applikationsdruck wird am besten mit einem Wattepellet aufgebracht das anschließend wieder entfernt wird.
- temporäre Füllung mit Zink-Oxid-Eugenol-Zement
- spätere Versorgung mit einer Kinderkrone

Häufig verbreitet ist die Vitalamputation mit Kortison-Antibiotika-Präparaten. Dieses Verfahren sollte nur kurzfristig im Rahmen einer Notfallbehandlung (Schmerzen) angewendet werden. Anschließend muss die Milchzahnpulpa in einer weiteren Behandlung einem Pulpektomie-Verfahren zugeführt werden.

Vitalamputation mit Kortison-Antibiotika-Präparaten	
Vorteile	*Nachteile*
schnelle Schmerzfreiheit	keine pharmakologisch positive Beeinflussung der Pulpa im Sinne einer Heilung
klinische Symptomlosigkeit	degenerative Veränderung des Pulpagewebes, das schließlich zur Pulpanekrose führt Gefahr einer Fokalinfektion, unterschwellige Antibiotikadosen tragen dazu bei, resistente Bakterienstämme zu züchten

Tab. 16
Vor- und Nachteile der Vitalamputation mit Kortison-Antibiotika-Präparaten

Problematisch stellt sich die permanente Applikation von Kortison-Antibiotika-Präparaten dar. Dieses Verfahren sollte nur kurzfristig im Rahmen einer Notfallbehandlung angewendet werden. Anschließend sollte die Milchzahnpulpa einem Pulpektomie-Verfahren zugeführt werden.

Als Notfallbehandlung

Jugendlicher bleibender Zahn mit nicht abgeschlossenem Wurzelwachstum

Das Wurzelwachstum ist im Durchschnitt erst nach drei bis vier Jahren posteruptiv abgeschlossen. Die ersten bleibenden Molaren induzieren endodontische Maßnahmen infolge von Karies. Frontzähne benötigen im Gegensatz dazu endodontische Therapien nach vorausgegangenen Traumen. In dieser Periode sind endodontische Maßnahmen eine besondere Herausforderung an den Behandler. Im Vordergrund stehen immer vitalerhaltende endodontische Maßnahmen, die eine Beendigung des Wurzelwachstums induzieren (siehe „Unfallverletzungen bei jugendlichen bleibenden Zähnen“, S. 129 ff.) Die große biologische Leistungsfähigkeit der jugendlichen Pulpa begünstigt dies. Sie induziert ein großes Reparations- und Regenerationspotenzial in Form von ausgeprägter Reizdentinbildung und der Hartgewebsbildung bei direkter Überkappung. Soweit möglich, sollte die Behandlung immer unter Kofferdam durchgeführt werden. Kalziumhydroxidhaltige Medikamente sind die Mittel der Wahl zur Behandlung der jugendlichen Pulpa.

Vitalerhaltende endodontische Maßnahmen induzieren Beendigung des Wurzelwachstums

Direkte Überkappung

Indikationen

Eine direkte Überkappung ist nur im gesunden Dentin induziert. Kalziumhydroxid sollte drucklos nach der Blutstillung und Reinigung eingebracht werden. Gute Voraussetzungen sind hellrote, leicht stillbare Blutungen. Schlecht stillende Blutungen mit dunkelroter Farbe ergeben geringe bis keine Sekundärdentinbildungen. In diesem Fall sind Pulpaamputationen induziert.

Kontraindikationen

Kontraindikationen für die direkte Überkappung sind großflächige Pulpaeröffnungen im kariösen und kariesfreien Dentin und vorausgegangene pulpitische Schmerzen am betreffenden Zahn.

Pulpotomie

Indikationen zur Vitalamputation der Pulpa am jugendlichen bleibenden Zahn:

Indikationen

- großflächige Pulpaeröffnung im kariesfreien Dentin (Trauma)
- im kariösen Dentin mit Pulpaeröffnung
- partielle Pulpitis

Kontraindikationen sind die gangränöse Pulpa und vorausgegangene pulpitische Beschwerden.

Kontraindikationen

Die Heilungsaussichten sind umso erfolgreicher, je größer das Foramen apicale ist. Eine Exposition der eröffneten Pulpa nach Trauma zur der Mundhöhle hin sollte kürzer als zwei Stunden sein.

Heilungschancen

!

Aufgrund der räumlichen Ausdehnung können drei Pulpotomieverfahren unterschieden werden.

- partielle Pulpotomie: Entfernen der Pulpenhörner (ca. 2 mm)
- zervikale Pulpotomie: Entfernen der gesamten Kronenpulpa
- hohe Amputation der Kronenpulpa und eines geringen Anteils der Kronenpulpa

Vorgehen

Am bleibenden jugendlichen Zahn mit nicht abgeschlossenem Wurzelwachstum sollten Pulpotomieverfahren mit einem gekühlten hochtourigen Diamanten unter gleichzeitiger Kochsalzberieselung durchgeführt werden. Die Blutung sollte mit Kochsalzlösung unter Vermeidung der Blutkoagulumbildung gestillt werden. Anschließend sollte Kalziumhydroxid druckfrei eingebracht werden. Es empfiehlt sich, den Zahn temporär mit Glasionomerzement zu füllen.

Pulpektomie und Apexifikation

Indikationen

Indikationen zur Pulpektomie mit induzierter Apexifikation:

- irreversible Pulpitis infolge kariöser Prozesse
- Pulpanekrose
- fehlgeschlagene Pulpotomie

Das Foramen apicale benötigt ungefähr drei bis vier Jahre nach dem Durchbruch, um sich vollständig auszudifferenzieren. In diesem Zeitraum sollte die Ausbildung einer apikalen Hartsubstanzbarriere mittels Apexifikation induziert werden.

Apexifikationsinduktion, Vorgehen

Arbeitsschritte zur Apexifikationsinduktion:

- Trepanation
- Röntgenmessaufnahme
- Bestimmung der Arbeitslänge (zirka 1 bis 2 mm Entfernung zum Apex)
- Eine Traumatisierung der apikalen Gewebsstruktur ist zu vermeiden, da von diesen Zellen die Hartsubstanzbildung ausgeht.
- schonende Aufbereitung mit Hedström-Feilen
- Applikation der Spüllösung unter geringem Druck
- Trocknung des Kanals mittels Papierspitzen
- Einbringen von Kalziumhydroxid in wässriger Suspension

Wird Kalziumhydroxid mit einer Spritze eingebracht, so sollte diese mit einem Stopper versehen sein, der ungefähr 2 mm kürzer als die Arbeitslänge eingestellt ist.

Trocknung des Kanals problematisch

Als problematisch stellt sich oft die Trocknung des Kanals heraus. In diesem Fall wird die Kalziumhydroxid-Einlage schon nach drei Wochen entfernt. Unter äußerst schwierigen Bedingungen kann die Kalziumhydroxid-Einlage bereits nach einer Woche entfernt werden. Nach zwei- bis dreimaliger Kurzzeiteinlage und atraumatischer Spülung gelingt die Trocknung meist und die Kalziumhydroxid-Einlage kann über einen längeren Zeitraum (drei bis sechs Monate) appliziert bleiben.

Hartsubstanzbildung

Die Induktion einer Hartsubstanzbildung kann zwischen sechs Monaten und zwei Jahren dauern. Röntgenologische Kontrollen sind obligat. Erst nach Ausbildung eines apikalen Hartsubstanzabschlusses kann die definitive Wurzelkanalfüllung zum Beispiel mit Guttapercha und Sealer erfolgen.

7
Unfallverletzungen der Milchzähne und jugendlichen bleibenden Zähne

Hans-Joachim Maiwald

Unfälle sind Versicherungsfälle

Unfallverletzungen haben in den letzten 50 Jahren generell zugenommen, darunter auch Verletzungen im Kopfbereich. Vor allem die Zähne sind hier besonders in Mitleidenschaft gezogen.

Grundsätzlich gilt, dass jeder unfallverletzte Zahn behandlungs- und kontrollbedürftig ist und deshalb auch in jeder zahnärztlichen Praxis behandelt werden muss.

Jeder Unfall ist Versicherungsfall

Weiterhin ist in der Regel jeder Unfall auch ein Versicherungsfall und dementsprechend wird der behandelnde Zahnarzt von den Versicherungen zum Behandlungsumfang und den Traumafolgen befragt werden. Daher empfiehlt sich von Anfang an eine gründliche Anamnese und Dokumentation. Im nachfolgenden Protokoll sind die Daten, die aufgenommen werden sollten, aufgeführt.

!

Anamnese- und Dokumentationsprotokoll für Versicherungsfälle:

- Angaben zur Person
- Unfallursache, -ort, -zeitpunkt und Eintreffen beim Arzt
- Unfallzeugen
- Ausschluss eines Schädel-Hirn-Traumas
- Abklärung der Tetanus-Immunisierung
- Weichteilverletzungen
- Zahnverletzungen
- Verletzungen des Kiefergelenks
- Röntgenbefund (auch Gegenkiefer)
- Diagnose
- Sensibilitätskontrollen
- Therapiekonzept
- Mitarbeit des Patienten
- Unfallfolgen und Komplikationen
- Kontrolluntersuchungen

Unfälle im Kiefer-Gesichts-Bereich bei Kindern sind besonders problematisch, weil sie sich in der Wachstumsphase befinden und die Folgen nicht immer voll prognostiziert werden können. So können zum Beispiel Milchzahnverletzungen durchaus Folgen im bleibenden Gebiss nach sich ziehen. Vorwiegend betrifft dies Frontzähne, die eine besondere Bedeutung für die Ästhetik und die psychische Entwicklung des Kindes haben können. Sehr gravierend sind auch Verletzungen des Kiefergelenkes, die bei oberflächlicher Untersuchung häufig übersehen werden.

Problematisch: Frontzähne

Kiefergelenk

Unfallverletzungen an den Zähnen treten in bestimmten Lebensaltern und zu bestimmten Jahreszeiten gehäuft auf. Dies sind die ersten Lebensjahre, in denen das Kind laufen lernt und oft sein Stehvermögen überschätzt. Betroffen ist das Milchgebiss (Abb. 32). Eine weitere Phase liegt zwischen dem achten und zwölften Lebensjahr, in der das Wechselgebiss betroffen ist.

Bestimmte Lebensalter für Verletzungen prädestiniert

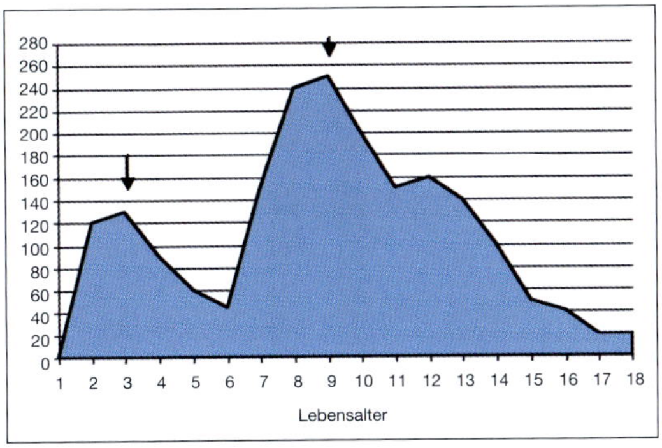

Abb. 32
Zahntraumen in verschiedenen Altersbereichen

In beiden Dentitionen werden vorwiegend die oberen Schneidezähne in Mitleidenschaft gezogen (Abb. 33, Abb. 34).

Obere Schneidezähne

Es gibt auch geschlechtsspezifische Unterschiede, wobei diese in den ersten Lebensjahren kaum nachweisbar sind, bei den älteren Kindern aber liegen die Jungen eindeutig vorne.

Geschlechtsspezifische Unterschiede

Als Ursachen sind in erster Linie der Sturz und das Spiel zu nennen, es folgen – vor allem bei den Älteren – die tätlichen Auseinandersetzungen, dann der Sport und der Verkehr (Abb. 35).

Ursachen

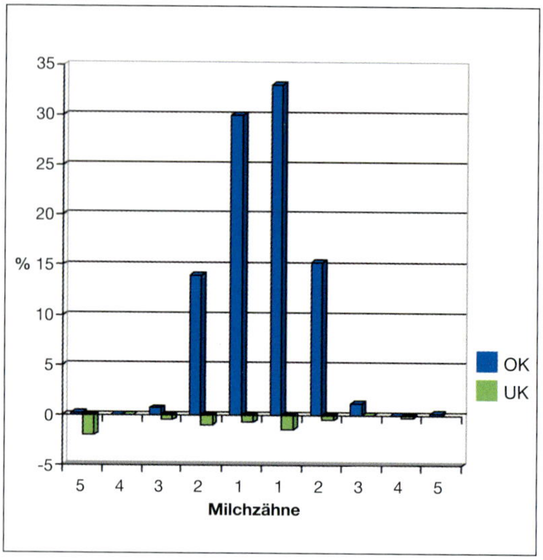

Abb. 33
Häufigkeit verletzter Milchzähne

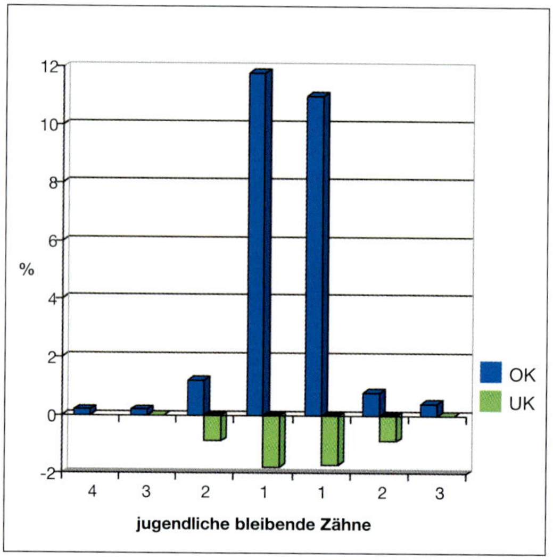

Abb. 34
Häufigkeit verletzter jugendlicher bleibender Zähne

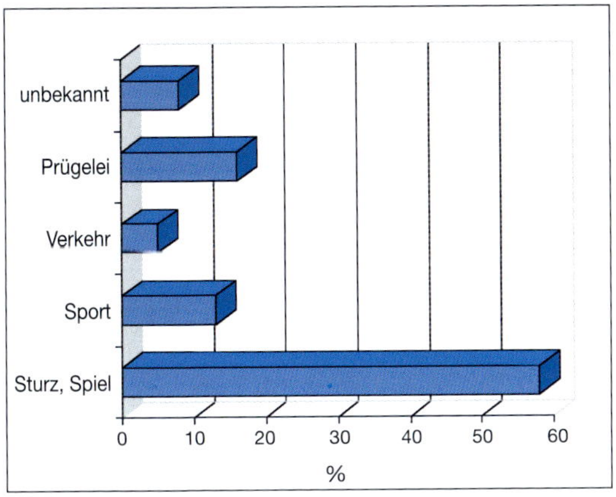

Abb. 35
Ursachen der Frontzahntraumen

Einteilung

Die traumatischen Zahnverletzungen sind im Sinne der chirurgischen Klassifikation als Gewaltfrakturen zu definieren. Davon zu unterscheiden sind die pathologischen Frakturen, beispielsweise durch Hypomineralisation, Karies oder durch Wurzelbehandlung geschwächte Zähne usw.

!

Einteilung der traumatischen Zahnverletzungen nach therapeutischen Gesichtspunkten:

Die Einteilung sollte sinnvoller Weise nach den möglichen therapeutischen Gesichtspunkten erfolgen.

1 Extraalveoläre Fraktur
1.1 Unkomplizierte Fraktur
1.2 Komplizierte Fraktur (siehe auch Einteilung nach Ellis, Abb. 36)
2 Intraalveoläre Fraktur (Abb. 37)
2.1 Zervikal
2.2 Wurzelmitte
2.3 Apikal
3 Längsspaltungen
4 Luxationen
4.1 Partielle Luxation
4.2 Totale Luxation (Extrusion, Avulsion)
5 Intrusion

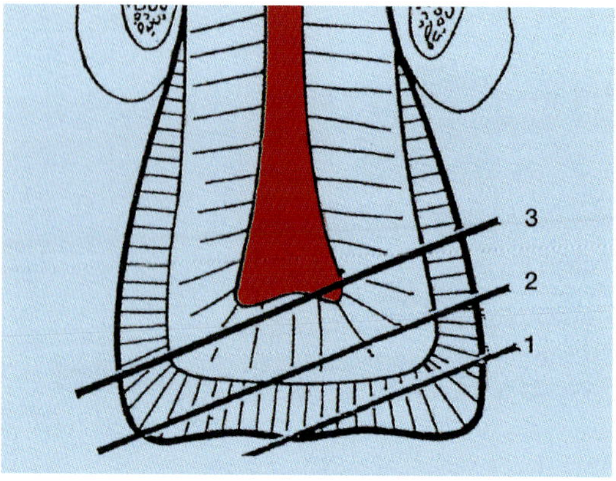

Abb. 36
Einteilung der Kronenfrakturen nach Ellis, 1 und 2 unkomplizierte Kronenfraktur, 3 komplizierte Kronenfraktur

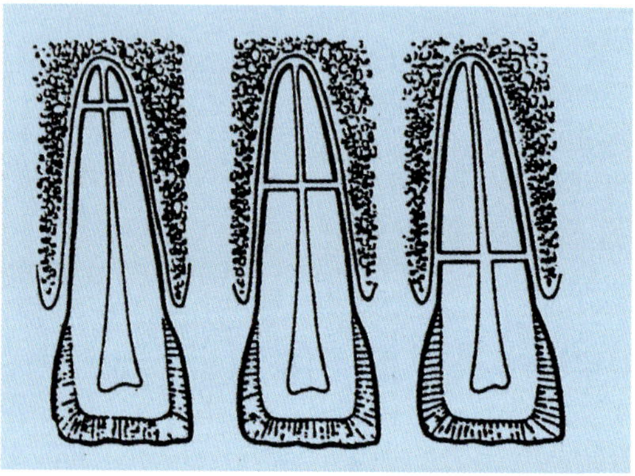

Abb. 37
Intraalveoläre Wurzelfrakturen

Gravierende Unterschiede Milch- und bleibendes Gebiss

Zwischen dem Milch- und dem bleibenden Gebiss gibt es gravierende Unterschiede in Häufigkeit und Art der Unfallverletzungen.

So sind Frakturen – extra- wie intraalveolär – im Milchgebiss äußerst selten. Da die Milchzähne in der Relation Krone zu Wurzel wesentlich kompakter sind und der umgebene Knochen noch relativ weich ist, kommt es viel häufiger zu Intrusionen, Luxationen oder Avulsionen (Abb. 38).

Anders sind die Verhältnisse am bleibenden Zahn. Hier liegen an erster Stelle die Kronenfrakturen, seltener zu verzeichnen sind Wurzelfrakturen, dann folgen Luxationen (Abb. 39) und ganz selten kommt es zu Intrusionen.

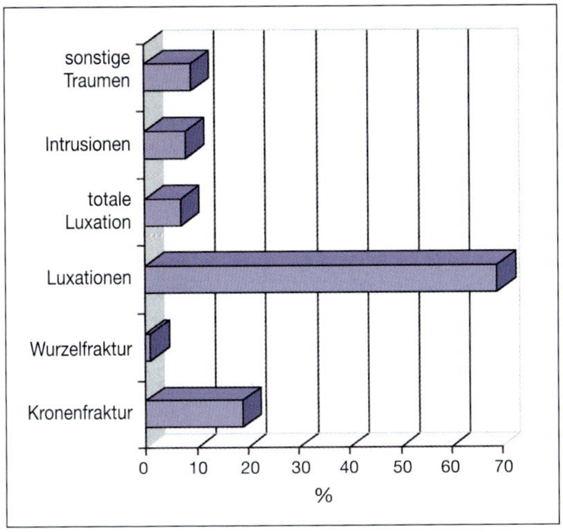

Abb. 38
Traumafolgen an den Milchzähnen

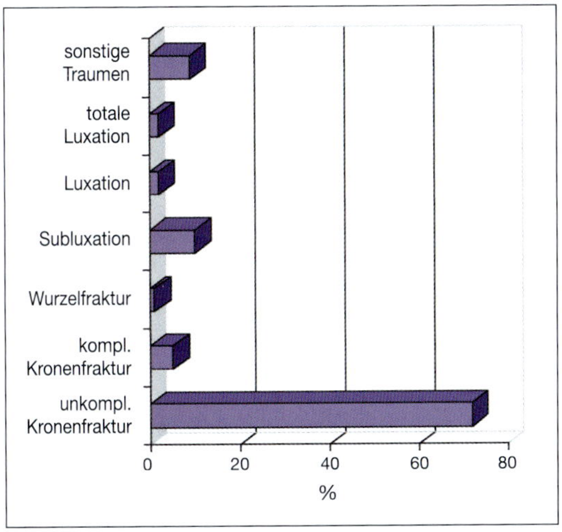

Abb. 39
Traumafolgen beim jugendlichen bleibenden Zahn

Weichteilverletzungen

Da häufig auch Weichteilverletzungen auftreten, ist auf die notwendige Tetanusschutzimpfung zu achten. Hier sollte man sich mit dem Kinderarzt oder Hausarzt in Verbindung setzen.

Unfallverletzungen bei Milchzähnen

Frakturen

Frontzähne vorherrschend

Da es sich bei Milchzahntraumen fast ausschließlich um die Frontzähne handelt, sind die therapeutischen Konsequenzen nicht sehr erheblich. Verletzungen nach dem fünften Lebensjahr fordern in der Regel als Therapie die Extraktion, ohne dass Folgen für die Kieferentwicklung zu befürchten sind. Etwas anders liegen die Dinge bei kleineren Kindern bis zum zweiten oder dritten Lebensjahr, bei denen außerdem zu beachten ist, dass die Milchfrontzähne für das Erlernen der Sprache eine wichtige Funktion haben.

Für Sprachentwicklung bedeutsam

Kronenfrakturen

Liegen Frakturen der Kronen vor, so sind diese fast ausschließlich kompliziert. Hier kann eine Zahnerhaltung durch eine Wurzelbehandlung sinnvoll sein, aber auch die Extraktion und Anfertigung eines Lückenhalters.

Luxationen und Intrusionen

In der Regel kommt es bei Unfallverletzungen der Milchzähne zu Luxationen und Intrusionen.

Luxation

Partielle Luxation

Bei der partiellen Luxation sind auch häufig Verletzungen der Schleimhäute sowie des Alveolarfortsatzes vorhanden, weil die Gewalteinwirkung quer zum Zahn stattfand.

Therapeutisches Vorgehen

Zunächst sollte man die Schleimhautverletzungen begutachten und davon abhängig die Therapie vornehmen. Bei frischen Luxationen genügt es in der Regel, wenn man mit den Fingern die Zähne in die richtige Position zurücksetzt und den Knochen andrückt. Bei Schleimhautverletzungen erfolgt eine Wundtoilette beziehungsweise auch manchmal eine kleine Naht. Die Fixierung der Zähne durch eine Schiene und dergleichen ist in den meisten Fällen nicht notwendig. Das Kind sollte dann aber für drei bis fünf Tage nur flüssige oder breiige Nahrung zu sich nehmen. Bei Daumen- beziehungsweise Fingerlutschern ist diese Fixierung der Zähne allerdings angezeigt. Zur Fixierung eignen sich Kappenschienen oder eine Miniplastschiene. Auch befestigte Drahtschienen aus flexiblem Kfo-Draht, die mit Komposit fixiert werden, lassen sich hier einsetzen. Drahtschienen dagegen sind weniger geeignet, da sie von den Zähnen abrutschen.

Die Heilung verläuft meistens komplikationslos, dennoch sind Nachuntersuchungen erforderlich, da im Spätstadium eine apikale Entzündung entstehen kann.

Totale Luxation

Bei einer totalen Luxation sollte von einer Replantation abgesehen werden, da es häufig zu Komplikationen in Richtung Zahnkeim kommt und die Lebenserwartung des Milchfrontzahnes zu kurz ist.

Intrusion

Partielle und totale Intrusion, cave: keine Sondierung

Die Intrusion kann partiell oder total sein, sodass der Zahn vollkommen im Knochen verschwinden kann. Hier muss geklärt werden, ob eine totale Luxation oder eine Intrusion vorliegt. Auf keinem Fall darf eine Sondierung erfolgen! Aufschluss über die Situation gibt ein Röntgenbild.

Zahnfleischverletzungen sind bei Intrusionen nur in einem geringen Maße vorhanden, da die Gewalteinwirkung meistens direkt in der Zahnachse erfolgte.

Therapeutisches Vorgehen

Die Therapie beschränkt sich auf die Wundtoilette. Dabei sollte der erweiterte Parodontalspalt mit Corsodyl-Gel abgedeckt werden. Keinesfalls sollte der Versuch der Reposition erfolgen. Die Zähne brechen normalerweise erneut durch und stellen sich wieder in die Kauebene ein. Also ist auch hier ein abwartendes und kontrollierendes Therapieverhalten angezeigt (Abb. 40, Abb. 41).

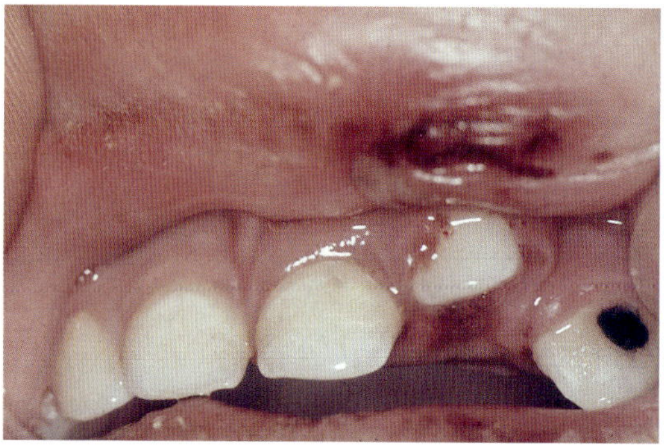

Abb. 40
Intrusion des linken oberen Milchschneidezahns

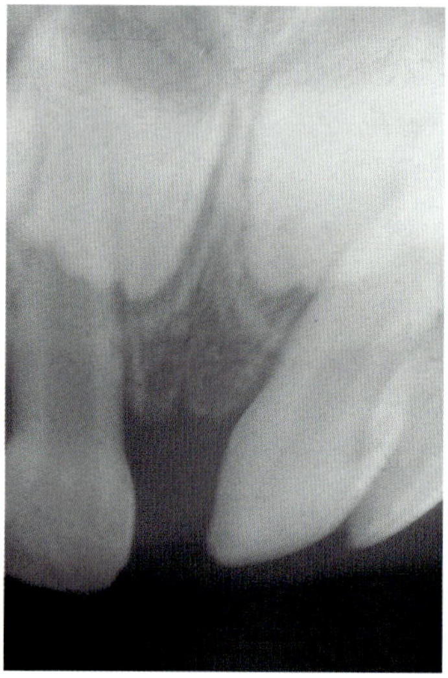

Abb. 41
Röntgenaufnahme des Milchschneidezahns von Abb. 40

Wenn diese Zähne wieder durchgebrochen sind, hat sich meistens die Krone verfärbt. Eine bräunliche Verfärbung deutet auf eine Metaplasie der Pulpa hin, wodurch in der Regel kein Handlungsbedarf besteht (Abb. 42a–b).

Bei grauer Verfärbung handelt es sich meistens um eine abgestorbene Pulpa, die therapiert werden muss, denn auch eine sterile Nekrose kann zu einer apikalen Entzündung führen. Hier ist, wenn apikal keine Besonderheiten zu finden sind, eine Wurzelbehandlung sinnvoll, ansonsten ist eine Extraktion indiziert.

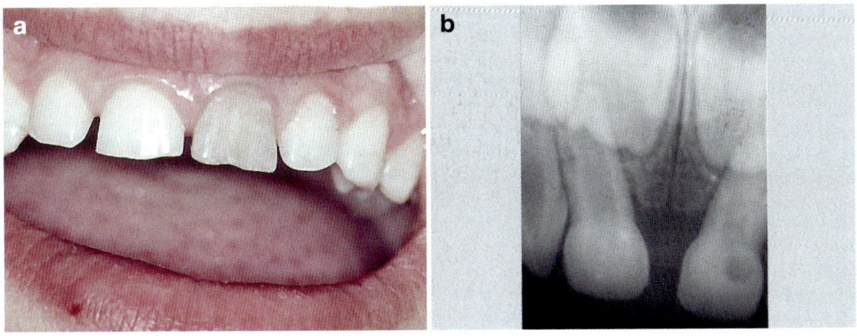

Abb. 42a–b
Der intrudierte Milchschneidezahn (Abb. 40) hat sich nach einem halben Jahr wieder in die Okklusion eingestellt, ist aber bräunlich verfärbt. Die Röntgenaufnahme des Milchschneidezahns zeigt, dass das Pulpenkavum obliteriert ist – kein Behandlungsbedarf.

Traumafolgen

Die Traumafolgen können vielfältiger Natur sein:

Avitale Zähne

Die Zähne können avital sein und dadurch eine apikale Ostitis auslösen (Abb. 43).

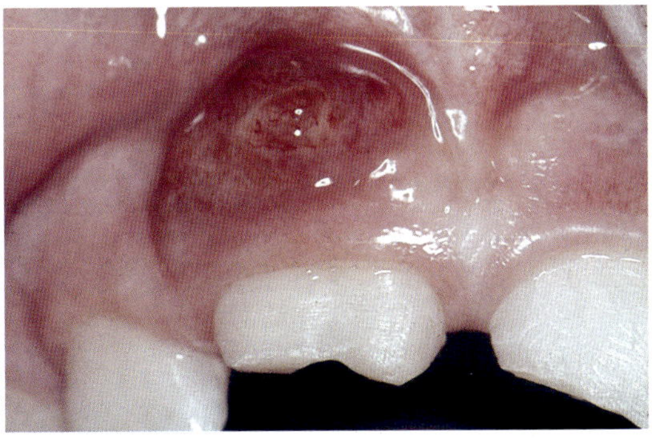

Abb. 43
Unkomplizierte Kronenfraktur des rechten oberen Milchschneidezahns, der unbehandelt blieb. Es kam zu einer apikalen Entzündung mit Fistelbildung.

Folgen für die bleibenden Zähne

Gefürchtet sind die Folgen für die bleibenden Zähne.

!

Traumafolgen für das bleibende Gebiss treten in folgender Häufigkeit auf:

• Trauma im Alter bis zu vier Jahr	53–63 %
• Trauma nach dem fünften Lebensjahr	25 %
• bei Totalluxationen	52 %
• bei Intrusionen	69 %

Störung der Schmelzmineralisation

Da die Zahnkeime palatinal hinter den Milchzahnwurzeln liegen, kann bei einem Trauma im frühen Alter des Kindes eine Störung der Schmelzmineralisation möglich sein, da die Krone des bleibenden Zahnes in der Bildungs- beziehungsweise Mineralisationsphase ist (Abb. 44 und 45).

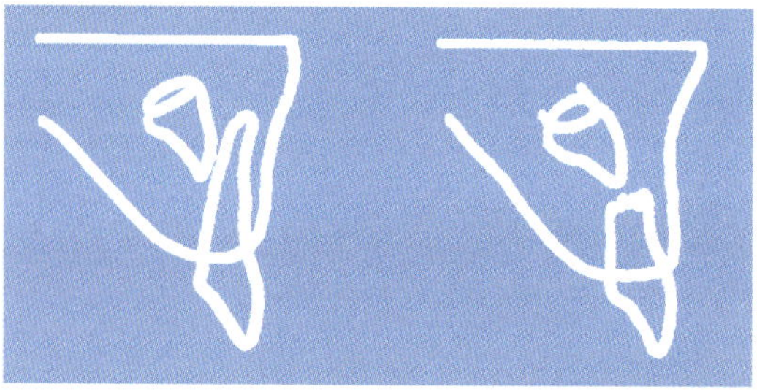

Abb. 44
Lage des Zahnkeims eines bleibenden Frontzahns bei noch vollständigem Zustand der Milchzahnwurzel und nach Beginn der Wurzelresorption

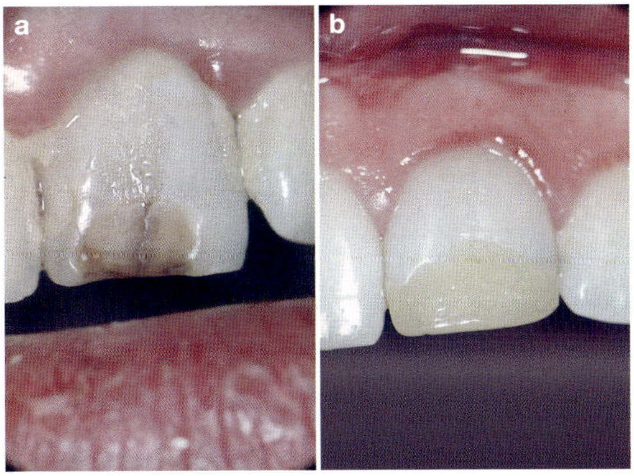

Abb. 45a–b
Fehlerhafte Schmelzbildung bei einem bleibenden Frontzahn nach einer Milchzahnintrusion

Im späteren Alter kann es zu einem Abknicken der Krone des bleibenden Zahnes gegenüber der Wurzel kommen, sodass diese Zähne eventuell nicht durchbrechen können (Dilazeration; Abb. 46, Abb. 47). Auch Zahnverlagerungen oder ein späterer Zahndurchbruch sind möglich.

Dilazeration, Zahnverlagerung, späterer Durchbruch

Da diese Folgen erst später sichtbar werden, müssen die Eltern darauf hingewiesen werden. Auch deshalb ist eine langfristige zahnärztliche Kontrolle notwendig.

Eltern aufklären

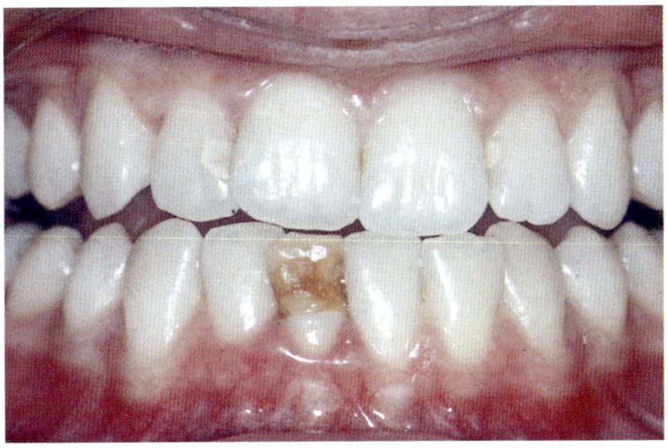

Abb. 46
Abgeknickte Krone eines unteren bleibenden Frontzahns nach einer Milchzahnintrusion

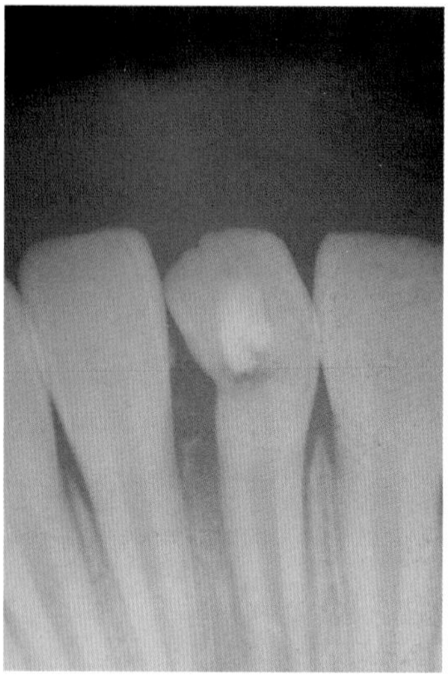

Abb. 47
Röntgenbild von Abbildung 46

Unfallverletzungen bei jugendlichen bleibenden Zähnen

Grundlagen der Behandlungsplanung

Die besondere Problematik von Unfallverletzungen bei jugendlichen bleibenden Zähnen ergibt sich daraus, dass vorwiegend Frontzähne betroffen sind, denen eine überragende Bedeutung für die Ästhetik, Funktion und für die psychische Entwicklung des Kindes zukommt.

!

Das Ziel unserer Behandlung muss es deshalb sein, das Frontzahngebiet ohne Zahnlücke und in einem ästhetisch befriedigenden Aussehen zu erhalten.

Berücksichtigt werden muss dabei, dass ein prothetischer Lückenschluss durch Brückenkonstruktionen in der Regel in diesem Alter noch nicht möglich ist.

Therapeutische Möglichkeiten

Vielfältig

Die therapeutischen Möglichkeiten der Behandlung traumatisierter jugendlicher Zähne sind außerordentlich vielfältig und reichen von der Touchierung bis zur Extraktion.

!

Unser vorrangiges Bestreben muss in der Vitalerhaltung gesehen werden, wobei besonders der ungestörte Verlauf des Wurzelwachstums bis zur endgültigen Länge und Bildung des apikalen Foramens von Bedeutung ist.

Es wird häufig übersehen, dass die Wurzelbildung teilweise erst vier Jahre nach dem beginnenden Zahndurchbruch abgeschlossen ist (Abb. 48).

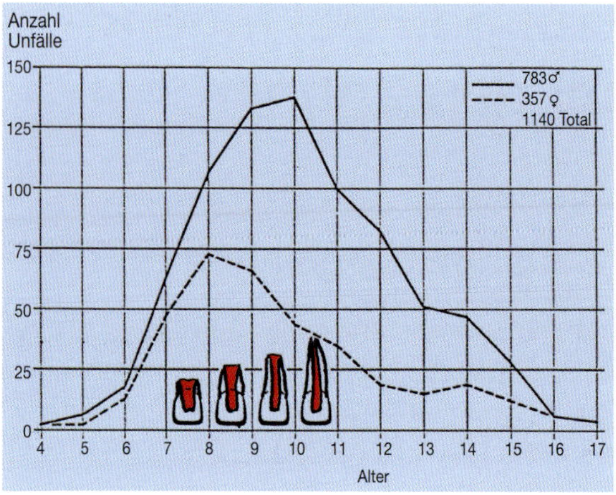

Abb. 48
Stand der Wurzelbildung zum Zeitpunkt des Traumas in den einzelnen Lebensjahren

Indikationen/ Kontraindikationen

Für die Beantwortung der Frage, ob ein Behandlungsverfahren indiziert oder kontraindiziert ist, darf nicht nur der Ort des speziellen Geschehens betrachtet werden, vielmehr muss die Gesamtsituation des Organismus einbezogen werden. Das bedeutet beispielsweise, dass bei einem schlechten Allgemeinzustand, besonders natürlich wenn schwere Allgemeinerkrankungen bestehen, sehr viele Therapiemaßnahmen von vornherein zum Scheitern verurteilt und damit kontraindiziert sind. Dies gilt besonders für die Fälle, bei denen wir entweder von der Pulpa oder vom apikalen Parodontium größere reparatorische Leistungen erwarten müssen, wie etwa bei der direkten Überkappung oder der Behandlung periapikaler Entzündungen usw.

Gebissentwicklung einbeziehen

Weiterhin in Betracht gezogen werden muss das Gebiss in seiner Gesamtheit, um einen Überblick zum Grad sowie der Art und Weise der Gebissentwicklung zu bekommen. Als Beispiele können Tendenzen zum Engstand, die Lage der Zahnachsen der dem verletzten Zahn benachbarten Zähne, die Größe der apikalen Basis und in Verbindung mit dem Röntgenbild der Entwicklungsstand und die Durchbruchsrichtung von Zahnkeimen aufgeführt werden.

Kfo

In diesem Entwicklungsalter des Kindes bestehen nämlich in vielen Fällen außerordentlich günstige Möglichkeiten, den Verlust eines oder mehrerer Zähne durch kieferorthopädische beziehungsweise kieferorthopädisch-prothetische Maßnahmen auszugleichen. Verpasst man aber diesen Zeitpunkt durch langwierige und letzten Endes doch sinnlose Erhaltungsversuche, bleibt dann oft nur noch der prothetische Lückenschluss in Form einer Prothese und später unter Umständen durch eine Brücke.

Anamnese/ Befund

Neben diesen vielleicht sehr allgemeinen Faktoren ist natürlich die genaue Analyse der Anamnese und des speziellen Befundes wichtig. Zwei Punkte sind unerlässlich:

!

1. Sensibilitätsprüfung und
2. Röntgenbild (eventuell auch des Gegenkiefers)

Dies gilt im Besonderen für die Fälle, bei denen äußerlich keine oder nur geringe Traumaschäden sichtbar werden und bei denen, die schon eine längere Zeit zurückliegen und unbehandelt geblieben sind (Abb. 49–Abb. 51).

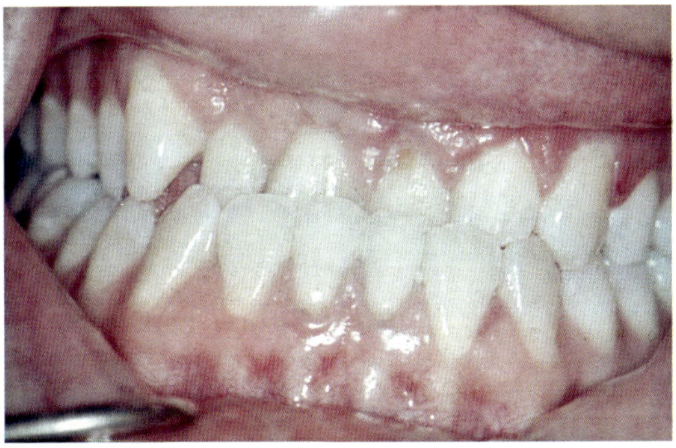

Abb. 49
Klinischer Befund: Progene Verzahnung der bleibenden Frontzähne; der Patient und die Eltern hatten diese Fehlverzahnung nicht registriert und konnten dazu keine Angaben machen.

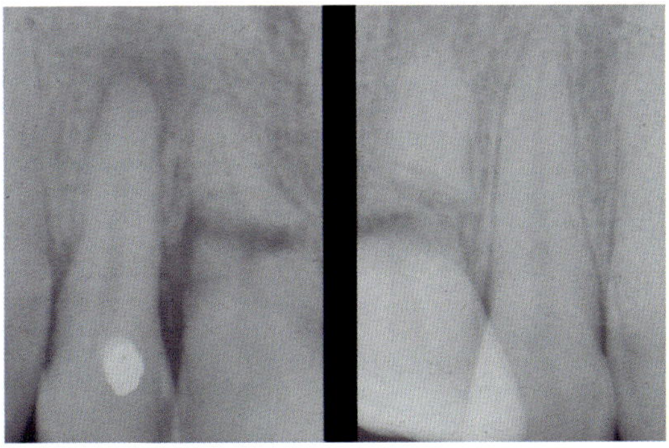

Abb. 50
Röntgenaufnahme von Abbildung 49. Die progene Verzahnung ist die Folge eines Frontzahntraumas (Wurzelfrakturen bei 1.1 und 2.1, Luxationen bei 1.2 und 2.2), an das sich der Patient nicht erinnern konnte.

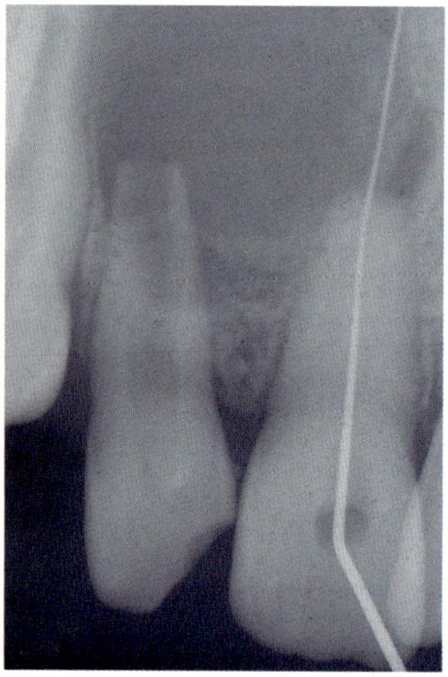

Abb. 51
Folgen einer unbehandelten, unkomplizierten Kronenfraktur: Der frakturierte Zahn wurde avital und es kam zu einer Zystenbildung, die den benachbarten Frontzahn ebenfalls miteinbezog.

Vitalität der Pulpa

Sehr problematisch gestaltet sich die Feststellung der Vitalität der Pulpa, wenn das Pulpakavum geschlossen ist. Bis zum zehnten Lebensjahr weisen noch ca. 65 % der oberen Schneidezähne ein noch nicht geschlossenes apikales Foramen auf. Bei diesen Zähnen sind auch die sensiblen Fasern noch nicht so ausgebildet, dass sie bei der Sensibilitätsprüfung positiv reagieren. Dies gilt vor allem bei der Prüfung mit Chloräthyl und den elektrischen Tests. Die besten Resultate werden mit dem Kältereiz mittels Kohlensäureschnee erreicht. Grundsätzlich gilt, dass in die Prüfung auch die Nachbarzähne einbezogen werden müssen.

Prüfung mit Kohlensäureschnee

Negativer Sensibilitätsbefund

Weiterhin sollten aus einem negativen Sensibilitätsbefund, speziell nach einem Trauma, keine voreiligen Schlüsse gezogen oder Maßnahmen eingeleitet werden, die das Absterben der Pulpa zur Folge haben.

!

Eine Trepanation oder Exstirpation der Pulpa sollte erst dann erfolgen, wenn sichere Zeichen für eine Avitaliät sprechen, wie etwa

- ein akutes apikales Geschehen
- Zahnverfärbungen ins Graue
- eine Fistelbildung oder
- eine apikale Aufhellung im Röntgenbild (Cave: keine Verwechslung mit dem Keimgewebe!)

Negativer Befund bei vitaler Pulpa, Ursachen

Nach Untersuchungen von Kiesling kommt bei zunächst negativ reagierenden Zähnen mit weitem Foramen in 55 % und bei fertig ausgebildetem Foramen in 25 % aller Fälle die positive Sensibilitätsreaktion innerhalb eines Jahres zurück (Abb. 52). Mögliche Ursachen sind in einer Kompression der Nervenfasern durch ein apikales Hämatom oder einer gestauchten oder abgerissenen Nervenfaser zu sehen. Es ist auch denkbar, dass die abgerissenen Nervenfasern nicht mehr zusammenwachsen, die Blutversorgung aber intakt ist, sodass die Sensibilitätsreaktion trotz vitaler Pulpa negativ bleibt.

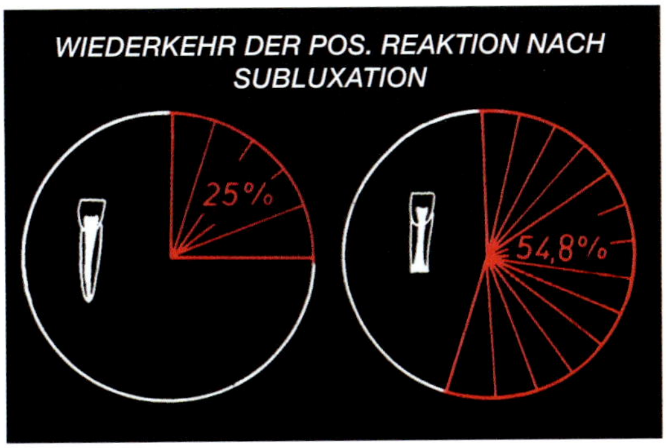

Abb. 52
Wiederkehr der Sensibilität innerhalb eines Jahres nach einem Trauma bei Zähnen mit unvollständiger (54,8 %) und mit vollständiger Wurzelbildung (25 %)

Auf der anderen Seite muss aber berücksichtigt werden, dass ein zunächst noch positiv reagierender Zahn im Laufe der Zeit doch noch avital werden kann.

Vitalitätskriterium: fortschreitendes Wurzelwachstum

Das beste Kriterium für den Erhalt der Vitalität des traumatisierten Zahnes ist das Fortschreiten des Wurzelwachstums (Abb. 53a–b). Das bedeutet, dass man den Patienten nach der Therapie in eine Dispensariebetreuung nehmen muss, bei ständiger Sensibilitäts- und Röntgenkontrolle.

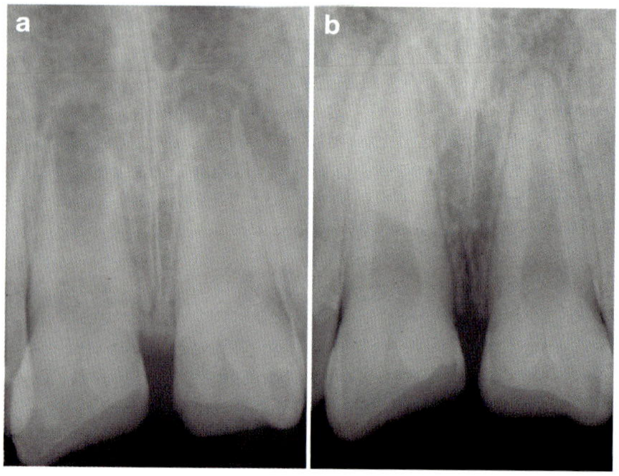

Abb. 53a–b
Kontrollaufnahmen zum Weiterwachsen der Wurzeln von 1.1 und 2.1 nach einer unkomplizierten Kronenfraktur als Zeichen einer Vitalerhaltung der Pulpa

!

Während der Therapie: Sensibilitäts- und Röntgenkontrolle

Nach erfolgter Therapie: Dispensariebetreuung

Kontrollintervalle für Dispensariebetreuung

Empfohlene Kontrollintervalle:

- nach einer Woche: Kontrolle des primären Heilungsverlaufs
- nach drei bis vier Wochen: Sichtbarwerden möglicher apikaler und parodontaler Prozesse im Röntgenbild
- nach zwei bis drei Monaten: Die Mehrzahl der von der Pulpa ausgehenden Komplikationen tritt innerhalb der ersten zwei Monate auf.
- nach sechs Monaten: Überprüfung auf parodontale Schäden und Gelenkschäden
- nach einem Jahr: vorsichtige Prognose möglich
- nach zwei Jahren: Spätfolgen von dentalen „Bagatellunfällen“ können durchaus erst nach dieser Zeit erkennbar werden.

Therapie

Grundsätzlich muss bei der Therapie unfallverletzter Zähne zwischen Sofort- und Spätmaßnahmen unterschieden werden.

!

Therapie:

- Sofortmaßnahmen
  therapeutische Maßnahmen zur Vitalerhaltung oder Erhaltung des Zahnes, eventuell Abdeckung des erweiterten Parodontalspalts mit Corsodyl-Gel und Aufklärung sowie Übungen zur intensiven Zahn- und Mundpflege
- Spätmaßnahmen
  ästhetische Wiederherstellung

Versorgung der unkomplizierten Kronenfraktur

Schmelzrisse, Dentinfrakturen

Die Traumafolgen sind sehr unterschiedlich. Sie reichen von der Schmelzrissbildung bis zur tiefen Dentinfraktur (Abb. 54a–c). Bei Schmelzrissbildungen empfehlen sich die Anätzung und die Behandlung mit Bonding-Präparaten.

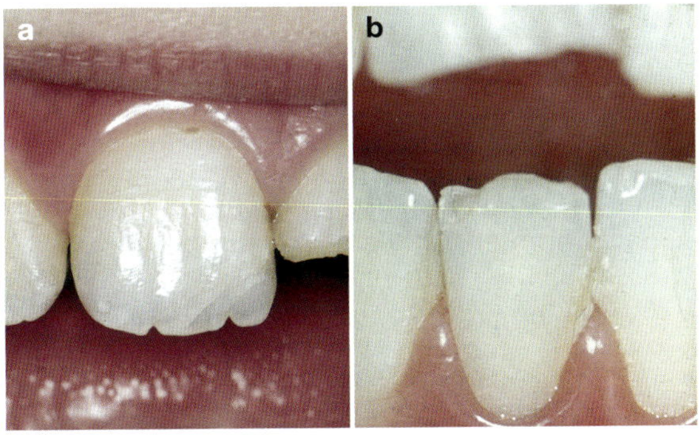

Abb. 54a–c
Abb. 54a–b
Unkomplizierte Kronenfrakturen

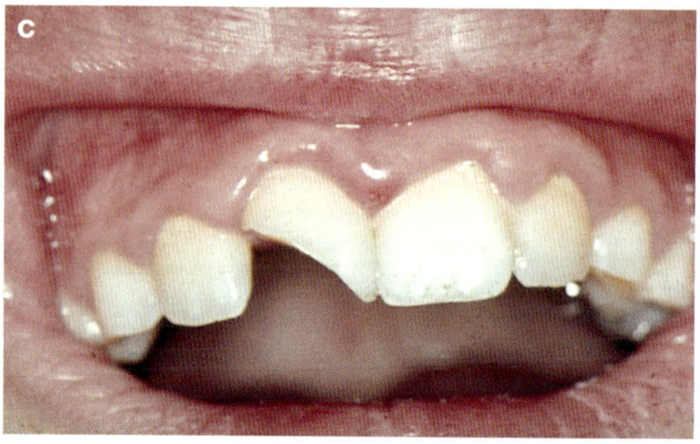

Abb. 54a–c *(Fortsetzung)*
Abb. 54c

Vorgehen

Therapeutisch muss verhindert werden, dass durch die Schmelzrisse oder bei freigelegtem Dentin Bakterien in die noch sehr weiten Dentinkanälchen und dann weiter bis zur Pulpa gelangen können. Bei einer Karies haben Säurereize in der Regel eine Verengung oder den Verschluss der Dentinkanälchen bewirkt, sodass es auch bei längerem Freiliegen erst relativ spät zu einer Pulpairritation kommt. Bei einer Fraktur dagegen werden plötzlich gesunde, noch nicht verengte Dentinkanälchen freigelegt.

!

Es gilt deshalb, dass jedes freigelegte Dentin versorgt werden muss!

Ziel der Erstversorgung

Leider wird oft in der Praxis zu leichtsinnig gehandelt, sodass es häufig zu einem symptomlosen Absterben der Pulpa kommt. Deshalb ist es das Ziel der Erstversorgung, durch eine Abdeckung der Dentinkanälchen mit einem Kalziumhydroxid-Präparat zu erreichen, dass die

- Dentinkanälchen für Bakterien nicht zugänglich werden,
- Dentinkanälchen verkalken und
- Pulpa sich durch Reizdentinbildung schützen kann.

Dauerhafter Verschluss durch Füllungsmaterial

Auch nach diesem mindestens drei Monate dauernden Prozess darf man nicht sicher sein, dass wirklich alle Dentinkanälchen verschlossen sind, d. h., es muss ein dauerhafter Verschluss durch ein Füllungsmaterial erfolgen.

Bei Schmelzrissen genügt eine mehrmalige Touchierung mit Fluoridlösungen. Beim Freilegen des Dentins erfolgt eine indirekte Überkappung mittels Kalziumhydroxid.

Es muss unbedingt vermieden werden, dass noch mehr Dentin freigelegt wird, wie dies durch das Beschleifen für eine Krone der Fall ist (Abb. 55a–b).

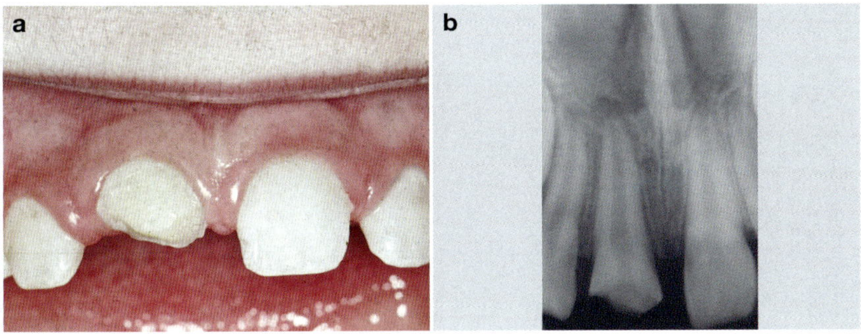

Abb. 55a–b
Nach einer unkomplizierten Kronenfraktur wurde der Zahn mehrfach für die Aufnahme einer Krone beschliffen, da diese nicht hielt. In der Folge dieser unsachgemäßen Behandlung ist die Pulpa abgestorben und es besteht eine apikale Entzündung (Röntgenbild).

Therapieempfehlung Dentinfraktur ohne Freilegung der Pulpa

Therapieempfehlung bei einer Fraktur im Dentin ohne Freilegung der Pulpa:

- Zahnreinigung und Bestimmung der Zahnfarbe
- Anlegen eines Minidams, Zahntrocknung
- Glätten und leichtes Anschrägen des Schmelzrandes
- Applikation des Kalziumsalizylatzements und Abdeckung mit Zinkphosphatzement oder Glasionomerzement als Dentinverband (Schmelzbereiche bleiben frei)
- Anätzen, Abspülen, Trocknen und Auftragen des Kunststoff-Haftvermittlers
- Applikation des lichthärtenden Komposites unter Verwendung von Zelluloidecken, transparenten Matrizenbändern usw., Polymerisation

- Ausarbeitung
- Applikation von fluoridhaltigen Lösungen oder Gelen auf den noch freiliegenden angeätzten Zahnschmelz; alternativ bietet sich an, das frakturierte Schmelzsegment mit einem FlowComposite wieder zu befestigen.

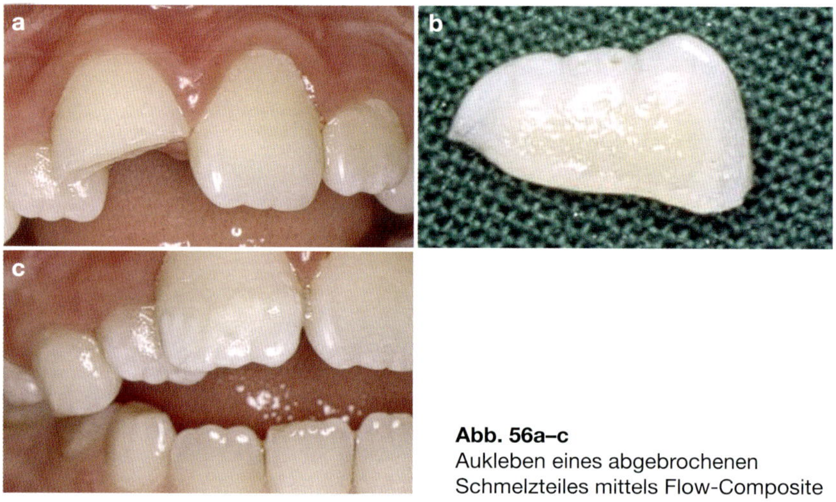

Abb. 56a–c
Aukleben eines abgebrochenen Schmelzteiles mittels Flow-Composite

Therapie der komplizierten Kronenfraktur

Bei einer Eröffnung der Pulpa muss versucht werden, die Pulpa vital zu erhalten, damit das Wachstum der Wurzel weitergehen kann.

!

Die Therapie der eröffneten Pulpa ist abhängig von der

- Größe der Pulpaeröffnung und der
- Zeit, die seit dem Unfall vergangen ist.

Je schneller eine Wundversorgung erfolgen kann, umso günstiger ist die Prognose!

Partielle Pulpotomie

Da die Pulpa beim jugendlichen Zahn noch sehr ausladende Pulpahörner aufweist, können diese schnell eröffnet werden. Bis zu einer Stecknadelkopfgröße kann eine Art direkter Überkappung vorgenommen werden. In diesem Fall besteht aber zur normalen direkten Überkappung ein großer Unterschied. Bei der Eröffnung der Pulpa bei der Präparation der Kavität kommt es zu einer frischen Blutung, die durch Kalziumhydroxid in wässriger Suspension gestillt und dann mit Kalziumhydroxid abgedeckt wird.

Kleine Pulpaeröffnung: Versorgung in Anlehnung an direkte Überkappung

Bei der unfallbedingten Pulpaeröffnung bildet sich innerhalb weniger Minuten ein Blutkoagulum und verschließt so die Pulpa. Solange dieses Blutkoagulum nicht zerfällt, kann davon ausgegangen werden, dass die Pulpa nicht oder nur minimal infiziert ist. Dies bedeutet, dass für die Therapie nicht nur die Zeit zwischen Unfall und Therapie gerechnet werden darf. Wenn auch nach 48 Stunden noch ein intaktes Blutkoagulum vorhanden ist, sind auch hier noch pulpaerhaltende Maßnahmen möglich!

Unfallbedingte Pulpaeröffnung: Blutkoagulum beachten

Für einen günstigen Heilungsprozess ist es notwendig, dass nicht einfach das Kalziumhydroxid auf das Blutkoagulum gelegt wird, sondern dass mit einem sterilen, schnelldrehenden Diamanten das Blutkoagulum entfernt und die oberflächliche Pulpafläche angefrischt wird. Es kommt zur erneuten Blutung, die jetzt mit Kalziumhydroxid-Milch gestillt wird. Dann erfolgt wiederum die Applikation des Kalziumhydroxids. Da dieses Verfahren sich von der normalen direkten Überkappung unterscheidet, nennt man dieses Vorgehen auch partielle Pulpotomie (Abb. 57a–c, Abb. 58).

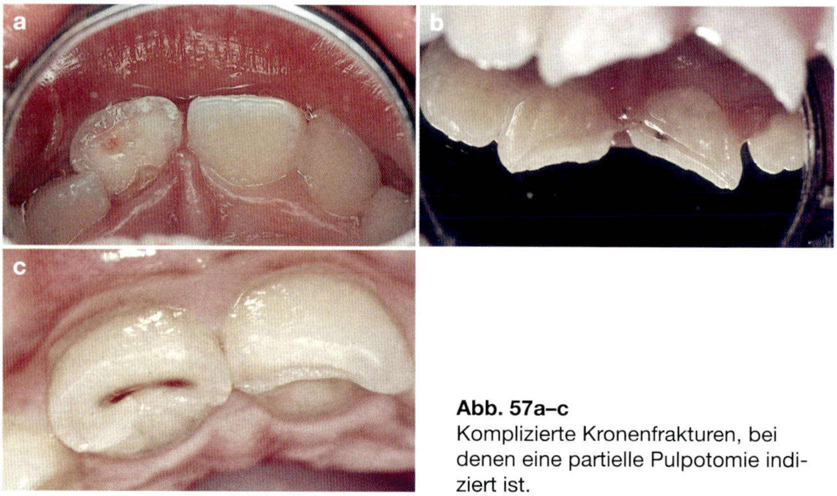

Abb. 57a–c
Komplizierte Kronenfrakturen, bei denen eine partielle Pulpotomie indiziert ist.

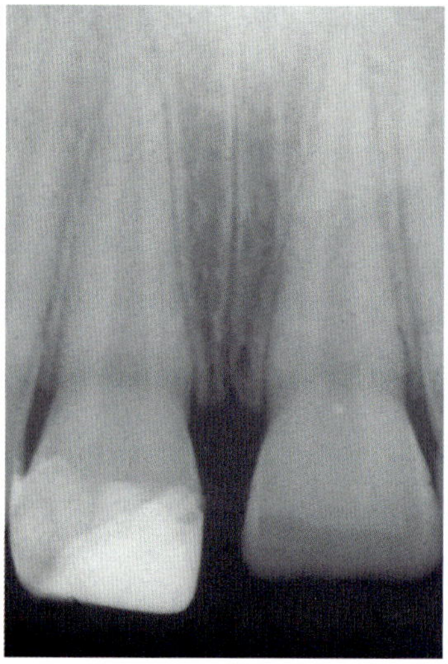

Abb. 58
Röntgenbild nach einer partiellen Pulpotomie

Therapieempfehlung partielle Pulpotomie

Therapieempfehlung partielle Pulpotomie:

- lokale Anästhesie, Anlegung eines Minidams und Wundreinigung mit physiologischer Kochsalzlösung
- Abtragung des Blutkoagulums sowie einer 1 bis 2 mm tiefen Pulpaschicht mit schnelllaufenden kugelförmigen Diamanten unter stän-

diger Berieselung mit physiologischer Kochsalzlösung (unter sterilen Bedingungen)

- Blutstillung mit Kalziumhydroxid in wässriger Suspension, darüber Applikation einer dünnen Schicht Kalziumhydroxid
- Abdeckung mit einer bakteriendichten Unterfüllung (Zinkphosphatzement oder Glasionomerzement)
- Anschrägen und Anätzen des Schmelzrandes und definitiver Kronenaufbau mit Kompositmaterial

Vitalamputation

Bei einer großflächigen Eröffnung der Pulpa muss eine Vitalamputation durchgeführt werden. Wo die Amputationsstelle liegt, ist abhängig von dem Stand der Wurzelbildung. Bei noch weitem Foramen apicale muss man im oberen Teil der Wurzelpulpa bleiben, um das Wurzelwachstum nicht zu gefährden. Bei einem fast geschlossenem Foramen kann man eine hohe Amputation durchführen, sodass für die spätere Stiftversorgung genügend Platz vorhanden ist (Abb. 59a–b, Abb. 60).

Bei großflächiger Pulpaeröffnung Stand der Wurzelbildung beachten

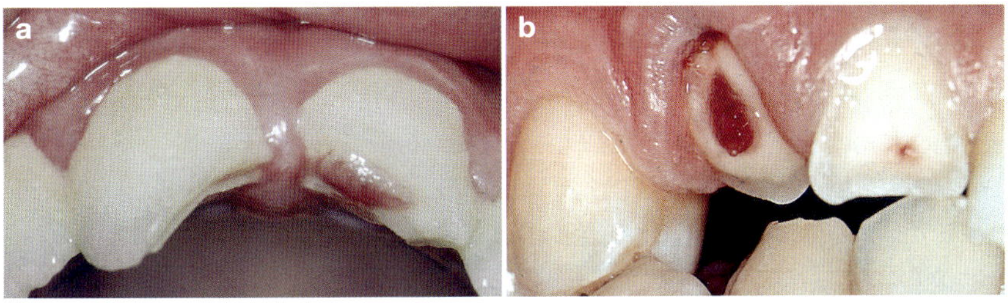

Abb. 59a–b
Komplizierte Kronenfrakturen, bei denen eine Vitalamputation indiziert ist.

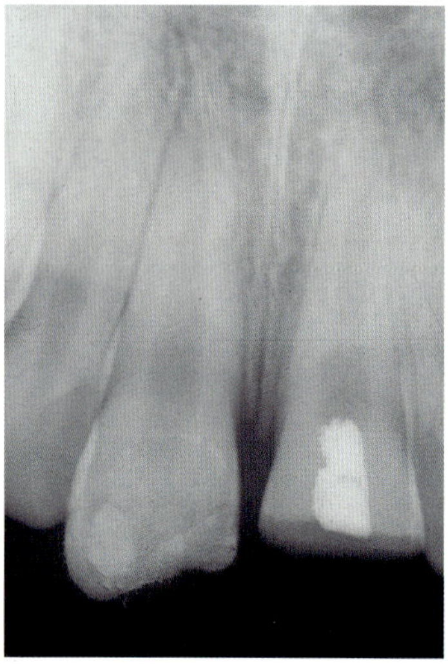

Abb. 60
Röntgenaufnahme nach einer erfolgreichen Vitalamputation

Vitalamputation im Kanaleingangsbereich

Bei einer Vitalamputation im Kanaleingangsbereich ist nach Abschluss der Wurzelbildung eine Vitalexstirpation notwendig, damit der Platz für einen Stift geschaffen werden kann. Die nicht mehr versorgte Krone ist auf Dauer nicht zu retten, da das Dentin und der Schmelz spröde sind und abbrechen werden.

Hier wird der große Vorteil der partiellen Pulpotomie deutlich:

Da die Kronenpulpa vital erhalten werden kann, kann dieser Zahn bei der Spätversorgung mit einem Füllungsmaterial oder mit einer VMK-Krone versorgt werden (Abb. 61). Bei der Spätversorgung der Vitalamputation geht die Erhaltung des Zahnes nur über die Stiftversorgung.

Die Bewertung des Therapieerfolges erfolgt über die Kontrolle der weiteren Formierung der Wurzel.

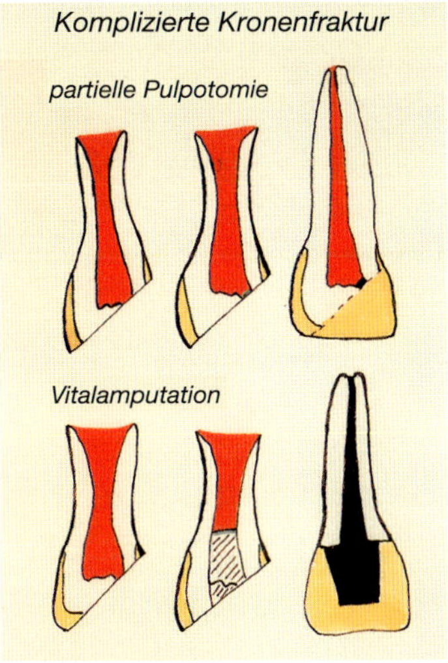

Abb. 61
Schematische Darstellung der Sofort- und Spätmaßnahmen bei der partiellen Pulpotomie und bei Vitalamputation, die den deutlichen Vorteil der partiellen Pulpotomie bei der Endversorgung erkennen lässt.

Therapieempfehlung bei Vitalamputation

Therapieempfehlung zur Vitalamputation:

- lokale Anästhesie, Anlegung eines Minidams und Wundreinigung mit physiologischer Kochsalzlösung
- Mit schnelllaufenden kugelförmigen Diamanten unter ständiger Berieselung mit physiologischer Kochsalzlösung wird die Kronenpulpa bis zum Eingang des Wurzelkanals oder tiefer (je nach Zustand der Wurzelbildung) entfernt. Der Diamant muss immer etwas größer sein als der Wurzelkanal, damit sich die Pulpa nicht um das Schleifelement wickelt und eine Risswunde entsteht.
- Blutstillung mit Kalziumhydroxid in wässriger Suspension, darüber Applikation einer dünnen Schicht Kalziumhydroxid
- Überschichtung mit Zinkoxid-Eugenol und darüber Unterfüllung mit Zinkphosphatzement oder Glasionomerzement
- temporäre Versorgung mit Komposit oder einer provisorischen Krone
- Kontrolle des Wurzelwachstums, nach Abschluss des Wurzelwachstums endgültige prothetische Versorgung

Schmerzen: sofortige Vitalamputation

Treten nach einer partiellen Pulpotomie Schmerzen auf, ist dies ein Zeichen für eine missglückte Therapie. Hier sollte sofort eine Vitalamputation angeschlossen werden. Dazu ist es notwendig, dass der Patient nach einer partiellen Pulpotomie am nächsten Tag zur Kontrolluntersuchung kommt.

Langfristige Überwachung

Grundsätzlich gilt bei allen Traumabehandlungen, dass sie langfristig überwacht werden, damit Misserfolge rechtzeitig entdeckt werden können.

Wurzelbehandlung

Die bisher beschriebene Therapie ist nur durchführbar, wenn es sich bei Therapiebeginn um eine klinisch gesunde Pulpa handelte.

Hyperämie, beginnende Pulpitis

Bei einer Hyperämie oder einer beginnenden Pulpitis (kurzzeitig auftretende Spontanschmerzen innerhalb der letzten 24 bis maximal 48 Stunden, keine Klopfempfindlichkeit!) kann bei einer unkomplizierten Kronenfraktur die Vitalerhaltung durch eine indirekte Überkappung versucht werden.

Komplizierte Kronenfraktur

Bei einer komplizierten Kronenfraktur dagegen ist die Vitalerhaltung mit einer partiellen Pulpotomie nicht mehr möglich. Bis zum Stadium einer serösen Entzündung (keine Infektion in der Wurzelpulpa) kann durch eine hohe Amputation versucht werden, den Zahn zu erhalten.

Totale Pulpitis

Bei einer totalen Pulpitis ist bei weitem Foramen eine Vitalexstirpation nicht indiziert (Risswunde, Verschleppung von Bakterien, starke Blutung). Hier kann eine tiefe Vitalamputation oder eine Mortalexstirpation eine Kompromisslösung sein.

Zerfall der Pulpa, apikale Ostitis – Zahnerhalt fraglich

Wesentlich schwieriger ist die Therapie, wenn es nach dem Trauma zum Zerfall der Pulpa gekommen ist oder wenn sogar eine apikale Ostitis vorliegt. In diesem Fall, wenn die Wurzelbildung noch nicht abgeschlossen ist, muss klar die Frage gestellt werden, ob eine Zahnerhaltung für einen längeren Zeitraum überhaupt möglich und sinnvoll ist, da sich folgende Probleme ergeben:

- Durch das große Pulpavolumen ist eine relativ große Masse an infiziertem Material vorhanden.

- Die Infektion kann weit in die Dentinkanälchen gehen. Wenn der Wurzelkanal aufbereitet wird, bleiben kaum noch Wurzelwände übrig.
- Das Keimgewebe wird zerstört und damit ist ein Weiterwachsen der Wurzel unmöglich.
- Bei einer Wurzelfüllung bleibt ein breitbasiger Kontakt des Füllmaterials mit dem lebenden apikalen Gewebe.

Die drei Grundforderungen der Wurzelbehandlung – Aufbereitung, Desinfektion und Wurzelfüllung – sind dann nicht mehr erfüllbar (Abb. 62).

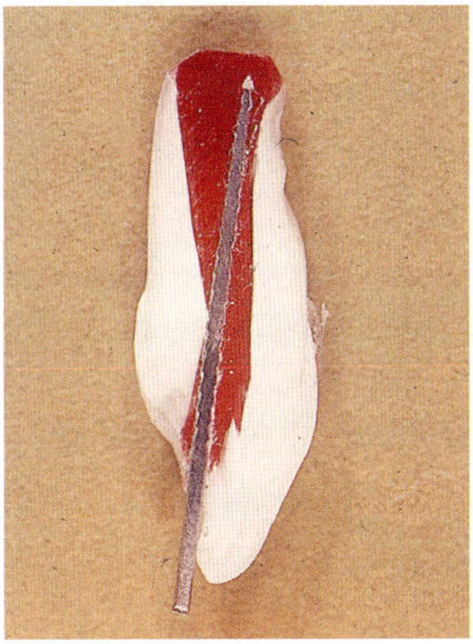

Abb. 62
Darstellung der Problematik der Aufbereitung der Zahnwurzel bei einem Zahn mit noch weitem apikalen Foramen

Therapie-empfehlung

Es hat sich als günstig erwiesen, wenn die leichte Aufbereitung durch ein Spülverfahren (Chloramin 1- bis 2%ig, Natriumhypochlorid, H_2O_2 3- bis 5%ig) unterstützt und die Wurzelfüllung zunächst einmal mit Kalziumhydroxid durchgeführt wird.

Klinische Untersuchungs-ergebnisse

Eigene Untersuchungen zeigten, dass bei einer Gangrän noch in zirka 70 % der Fälle Erfolge erzielt werden konnten, bei einer apikalen Entzündung nur noch in 62 %. Bei einem sehr weiten Foramen sind die Ergebnisse außerordentlich schlecht.

Auch wenn die traumatisierten Zähne scheinbar nicht luxiert worden sind, kann es zu Wurzelresorptionen kommen. So lange der Zahn vital bleibt, konnten wir Resorptionen nur bei zirka 3 % nachweisen. Ganz anders sieht dies aus, wenn der Zahn avital geworden war. Hier lag die Prozentzahl bei ungefähr 14 %.

Zahnerhalt bei weitem Foramen

Erhalt nicht um jeden Preis

Kfo

Bei der Erstellung einer Behandlungskonzeption sollte berücksichtigt werden, dass die Erhaltung eines Frontzahnes, wenn zusätzlich noch ein weites Foramen und damit eine sehr instabile Wurzel vorliegt, nicht um jeden Preis sinnvoll ist. In dieser Altersperiode sind auch noch kieferorthopädische Maßnahmen möglich, die man nicht verpassen sollte. Ehe man aber einen Zahn extrahiert, sollte vorher mit dem Kieferorthopäden gesprochen werden.

Therapievarianten

Es sind drei Therapievarianten möglich (Abb. 63):

1. Durch eine Wurzelbehandlung gelingt es, den betroffenen Zahn über einen sehr langen Zeitraum zu erhalten. Auch kann der Zahn ohne größere Komplikationen bis zum 18. Lebensjahr verbleiben und dient so lange als natürlicher Lückenhalter. Danach erfolgen dann die Extraktion und die prothetische Schließung der Lücke.
2. Wenn der Zahn nicht erhalten werden kann oder die Prognose sehr unsicher ist, ist aber eine kieferorthopädische Lösung möglich. Dann erfolgen in Absprache mit dem behandelnden Kieferorthopäden die Extraktion und der kieferorthopädische Lückenschluss. Danach ist zudem eine prothetische Versorgung (Größenanpassung) indiziert.
3. Eine Erhaltung des Zahns ist nicht möglich, sodass die Extraktion erfolgt. Als Lückenhalter ist eine Prothese einzufügen. Brückenkonstruktionen sind hingegen nicht möglich, da noch Wachstumsprozesse ablaufen.

Eindeutige Prognose schwierig

Die Wahl des Weges ist sehr schwierig, weil eine eindeutige Prognose kaum zu stellen ist, dies gilt auch für die Einschätzung des Kieferorthopäden.

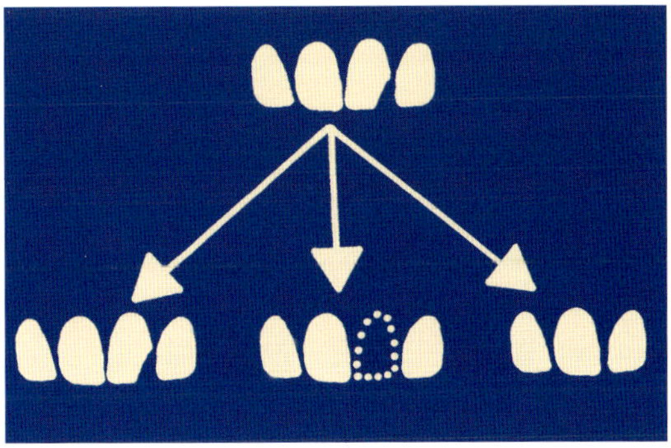

Abb. 63
Schematische Darstellung der Behandlungsmöglichkeiten bei einem nichterhaltungswürdigen traumatisierten Zahn

Chirurgische Revision bei weitem Foramen

Nicht indiziert

Die chirurgische Revision des entzündeten Apikalbereiches in Form einer Wurzelspitzenresektion ist bei weitem Foramen ebenfalls sinnlos. Die Zielstellung einer Resektion – die Entfernung des ostitischen Prozesses und das Abtragen der Wurzelspitze mit dem infizierten Ramifikationsgebiet – ist nicht erreichbar. Zudem wird dabei die Wurzel weiter verkürzt. Es besteht auch die Gefahr, dass das Keimgewebe des Nachbarzahnes verletzt wird und auch dieser Zahn noch verloren gehen kann.

Insgesamt ist die Prognose für einen avitalen Zahn mit weitem Foramen sehr ungünstig. Sie verbessert sich aber mit zunehmender Verengung des Foramens und mit dem Abschluss des Wurzelwachstums.

Therapie luxierter, intrudierter oder wurzelfrakturierter jugendlicher bleibender Zähne

Luxation

Sehr problematisch sind Behandlungen von luxierten und intrudierten Zähnen. Durch die Luxation kommt es zu Zerreißungen und Quetschungen des parodontalen Gewebes, in deren Folge Resorptionen an Teilen der Wurzel auftreten können mit dem Ergebnis des Zahnverlustes (Abb. 64). Dies ist auch im Bereich des Apex möglich. Bei weitem Foramen ist die Chance zur Vitalerhaltung aber noch sehr groß, bei abgeschlossenem Wurzelwachstum nur noch gering. In Fällen, bei denen es zu einer Verletzung des Parodontalspalts gekommen ist, empfiehlt sich die Abdeckung dieses Bereiches mit Corsodyl-Gel.

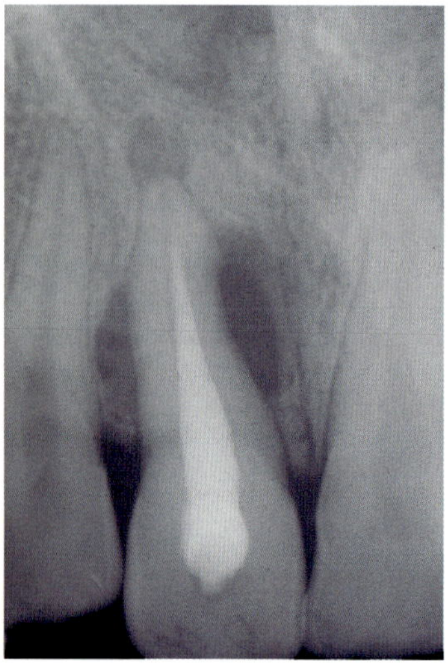

Abb. 64
Resorptionen an der Zahnwurzel eines luxierten mittleren Frontzahnes

Bei einer Luxation sollte eine Reposition mit anschließender Schienung vorgenommen werden. Die weitere Zukunft des Zahnes hängt – wie bei der nachfolgend beschriebenen Intrusion – von seiner Vitalität und von den Resorptionsvorgängen an der Wurzel ab.

Intrusion

Bei einer Intrusion ist ein abwartendes Verhalten zu empfehlen. Der Zahn kann sich wieder in die normale Position einstellen. Die weitere Behandlung hängt vom Zustand der Pulpa ab. Bleibt die Pulpa vital, wird keine weitere Behandlung vorgenommen. Bei avitaler Pulpa kann eine Wurzelbehandlung durchgeführt werden. Allerdings muss in beiden Fällen röntgenographisch kontrolliert werden, ob Resorptionen an der Wurzel auftreten, wodurch die Zahnerhaltung gefährdet wird.

Totale Luxation

Bei einer totalen Luxation (Avulsion) muss schnell gehandelt werden (Empfehlungen der International Association of Dental Traumatology). Bei einem noch weiten Foramen besteht sogar die Möglichkeit, dass die Pulpa vital bleibt. Wichtig ist, dass der total luxierte Zahn gefunden und feucht aufbewahrt wird, da eine trockene Lagerung zu irreversiblen Schäden führt. Geeignet sind hier physiologische Kochsalzlösung, kalte H-Milch oder einfach Speichel (Zahnrettungsbox, Abb. 65). Bei der Aufbewahrung in der Wangentasche kann es zum Verschlucken oder zur Aspiration kommen. Die Aufbewahrungszeit liegt bei rund drei Stunden.

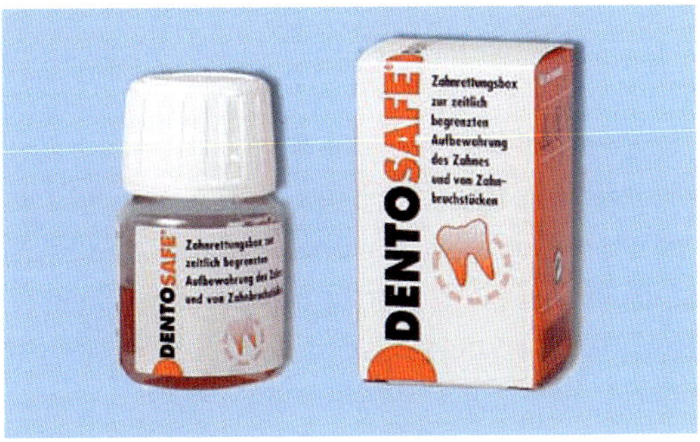

Abb. 65
Zahnrettungsbox

Therapeutisches Vorgehen

Der Zahn wird leicht gereinigt (nicht in Desinfektionslösung legen!) und sofort in die Alveole zurückgesetzt. Es erfolgt eine Schienung für drei bis vier Wochen, die mit einer Miniplastschiene, Draht-Komposit-Schiene oder auch mit einer Bracket-Drahtbogen-Schiene erfolgen kann. Weiterhin ist eine antibiotische Therapie mit Oralpenicillin für eine Woche einzuleiten.

Offenes Foramen

Geschlossenes Foramen

Bei einem Zahn mit noch weit offenem apikalen Foramen soll eine fünfminütige Lagerung in Doxyzyklin-Lösung (1 mg in 20 ml 0,9 % NaCL) vor der Replantation die Regenerationswahrscheinlichkeit wesentlich erhöhen. Dennoch wird es zu schweren Wachstumshemmungen kommen. Bei Zähnen mit geschlossenem apikalen Foramen wird ebenfalls eine fünfminütige Lagerung in Doxyzyklin-Lösung empfohlen.

Tetanusschutz überprüfen

Lag der Zahn längere Zeit trocken, wird die Entfernung des Wurzelzements angeraten, danach fünf Minuten Lagerung in 6%iger Zitronensäure, fünf Minuten in 1%iger Zinnfluoridlösung und fünf Minuten Lagerung in Doxyzyklin-Lösung. Nach ungefähr acht Tagen muss eine Wurzelbehandlung vorgenommen werden. Außerdem ist der Tetanusschutz zu überprüfen und eventuell eine sofortige Schutzmaßnahme einzuleiten. Erst danach kann in aller Ruhe analysiert werden, ob dies eine sinnvolle Therapie war. Selbst wenn die Pulpa vital bleibt, ist in fast allen Fällen mit einer Resorption der Zahnwurzel zu rechnen.

Replantierte Zähne, Prognose

Die Prognose der replantierten Zähne ist schwer einschätzbar. Sie hängt von der Zeit, die der Zahn außerhalb des Mundes war, von der Aufbewahrung und dem Zerstörungsgrad des Desmodonts ab. Die Chance, dass derartige Zähne nach fünf Jahren noch in situ sind, liegt bei ungefähr 50 %.

Frakturen im mittleren Drittel

Ein besonderes Problem stellen Wurzelfrakturen dar. Eine Fraktur im apikalen Drittel tritt in der Regel erst auf, wenn die Wurzelspitze relativ weit formiert ist. Ähnlich sieht dies bei Frakturen im mittleren und marginalen Drittel aus, bei denen eine Beurteilung sehr schwierig ist. In einer Reihe von Fällen bleibt die Pulpa vital, auch wenn sie zunächst bei der Sensibilitätskontrolle negativ reagiert. In allen Fällen sollte nicht übereilt gehandelt werden.

Bei Frakturen im mittleren Drittel besteht auch die Möglichkeit, dass es zu einer Art Heilung kommt (Abb. 66). Wenn die Pulpa aber avital wird, kann der Versuch unternommen werden, den Zahn zu erhalten. Bei einer Fraktur im apikalen Bereich erfolgt eine Wurzelspitzenresektion, bei einer Fraktur im mittleren Drittel kann eine Stiftverbolzung vorgenommen werden (Abb. 67). Vorübergehend ist natürlich eine entsprechende Schienung notwendig.

Bei allen traumatisch bedingten Zahnverletzungen ist ein großer Unsicherheitsfaktor vorhanden. Aus diesem Grund muss eine lang andauernde Überwachung sichergestellt werden.

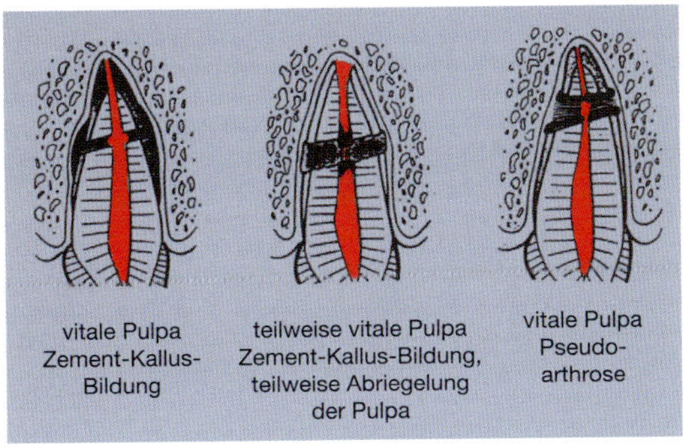

Abb. 66
Heilungsmöglichkeiten bei einer Wurzelfraktur

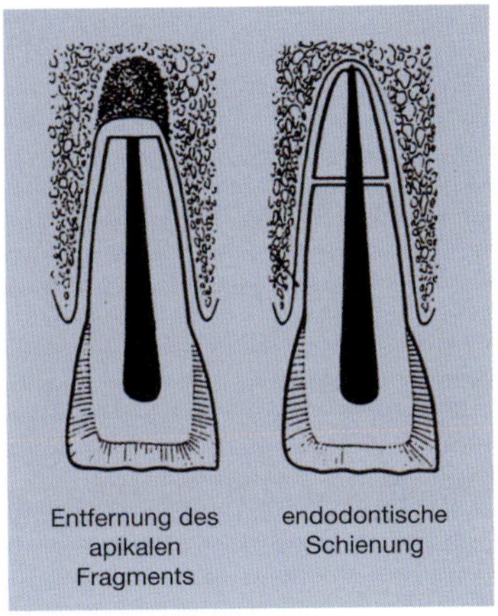

Abb. 67
Behandlungsmöglichkeiten bei einer Wurzelfraktur im apikalen und mittleren Drittel bei avitaler Pulpa

8
Prothetische Versorgung im Milch- und Wechselgebiss

Egbert J. Körperich

Prothetische Versorgung verhindert langfristige Schäden

Die prothetische Versorgung in der Kinderzahnheilkunde stellt eine besondere Herausforderung für den Zahnarzt dar. Ging man noch vor einigen Jahren davon aus, dass Zahnersatz im Milch- und Wechselgebiss nicht erforderlich sei, so muss man heute auf die Folgen einer Nichtversorgung hinweisen. Frühzeitige Umbauprozesse im Kiefergelenk wie myofunktionelle Veränderungen können unter anderen die Folgen sein. Um solche langfristigen Schäden zu vermeiden, ist auch bei Kleinkindern, Kindern und Jugendlichen eine prothetische Versorgung notwendig.

Festsitzender und herausnehmbarer Zahnersatz möglich

Grundsätzlich kann auch in der Kinderzahnkeilkunde zwischen festsitzendem und herausnehmbarem Zahnersatz unterschieden werden. Festsitzender Zahnersatz sollte bei Kleinkindern und Kindern grundsätzlich nur in Form von Einzelkronen (Kinderkronen) angefertigt werden. In Form von Brücken kann er zu einer Beeinträchtigung des Kieferwachstums und zu Dysgnathien führen, welche durch umfangreiche kieferorthopädische Maßnahmen beseitigt werden müssen.

Der herausnehmbare Zahnersatz kann mit einer kieferorthopädischen Therapie kombiniert werden.

Herausnehmbarer Zahnersatz

Indikationen und Kontraindikationen

Indikationen

- Hypodontie, Anodontie
- vorzeitiger Milchzahnverlust in Folge von Traumen und ausgeprägter ECC (Early Childhood Caries)
- Schmelz- und Dentinhypoplasien, die eine vorzeitige Extraktion indizieren
- Platzhalter
- Vermeidung der Makroglossieentwicklung (Zügelung der Zunge)
- Sicherung der vertikalen Dimension
- Verbesserung der Ästhetik
- Verbesserung der Sprachfunktion (S-Laute)
- Verbesserung der Kaufunktion
- Vermeidung von sozialer Ausgrenzung, beispielsweise in Kindertagesstätten

Kontraindikationen

- mangelnde Mundhygiene
- Abdrucknahme nicht durchführbar
- unzureichende Compliance und Kooperationsbereitschaft der Eltern
- fehlgeleitetes Gesundheitsbewusstsein wird verstärkt („Ich hatte schon als Kind eine Prothese!")

Gerade die unzureichende Compliance und Kooperationsbereitschaft der Eltern bedürfen einer besonderen Beachtung. Kinder mit Kinder-

Regelmäßiger Recall

prothesen müssen regelmäßig zum Recall kommen, um beispielsweise beim Durchbruch der zweiten Dentition eine Umgestaltung der Prothese zu gewährleisten.

Behandlungsablauf

Grundsätzlich unterscheiden sich die Arbeitsschritte bei der Herstellung einer Kinderprothese nicht von den Arbeitsschritten bei der Herstellung einer Immediatprothese auf Kunststoffbasis.

Abformung

Abformlöffel

Eine besondere Herausforderung an den Zahnarzt stellt die Abformung des kindlichen Unter- und Oberkiefers dar. Abformlöffel der Firma Aesculap gibt es in den speziellen Kindergrößen Oberkiefer 0 und Unterkiefer 00. Beide stehen für den bezahnten und den unbezahnten Kiefer zur Verfügung.

Oft muss der konfektionierte Abdrucklöffel individuell angepasst werden, um eine Erstabformung durchzuführen. Hierfür eignen sich am besten Einmallöffel der Größe 00.

Kind an Abformung gewöhnen

Den Eltern sollte die Abdruckmaßnahme demonstriert und ein Löffel für einen bestimmten Zeitraum mit nach Hause gegeben werden, mit dem Ziel, die Abdrucknahme zu üben.

Gewöhnung ohne Abdruckmaterial

In dieser Phase wird noch kein Abdruckmaterial benutzt. Erst wenn es möglich ist, einen Abdrucklöffel für die Zeit, die die Abdruckmasse zum Abbinden benötigt, inkoorperiert zu lassen, sollte ein Abdruck versucht werden. Gerade diese Methode kann mehrere Sitzungen in Anspruch nehmen. Vorher sollte nicht an eine Anfertigung gedacht werden.

Individueller Löffel

Inwieweit eine Funktionsabformung mit einem individuellen Löffel (Abb. 68, Abb. 69) durchgeführt werden muss, sollte von Fall zu Fall entschieden werden. Diese ist oft einfacher und wird daher besser akzeptiert. Auch kann sie zuvor nochmals zu Hause geübt werden.

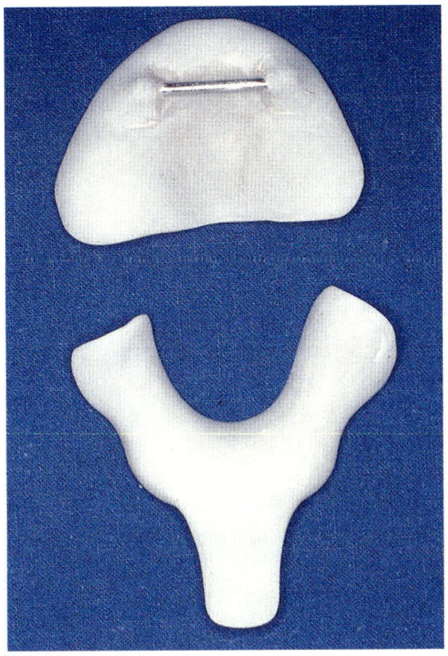

Abb. 68
Individueller Löffel für den Ober- und Unterkiefer

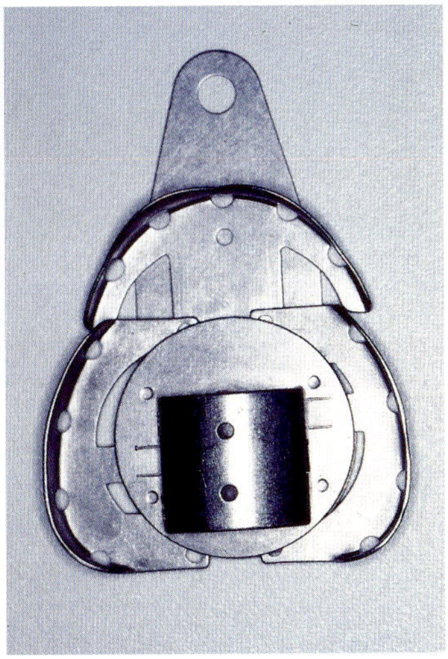

Abb. 69
Verstellbarer OK-Löffel

Nach Möglichkeit sollte zuerst eine Unterkieferabformung durchgeführt werden. Bei der Oberkieferabformung empfiehlt es sich, den Kopf des Patienten auf den Abdrucklöffel hinzuführen und die Abformung in gebeugter Haltung durchzuführen (Abb. 70, Abb. 71).

Mit UK-Abformung beginnen

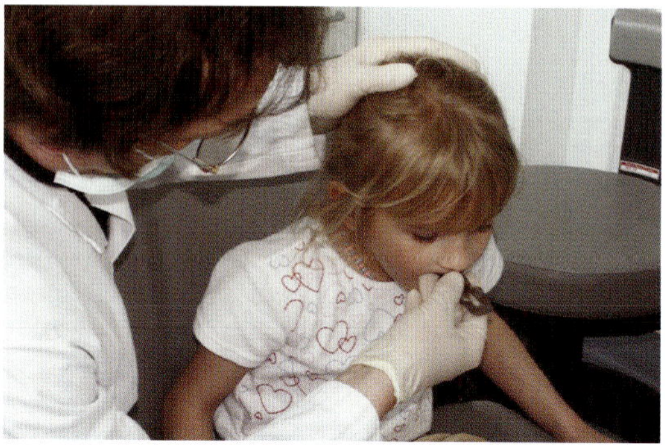

Abb. 70
Abdruckposition OK

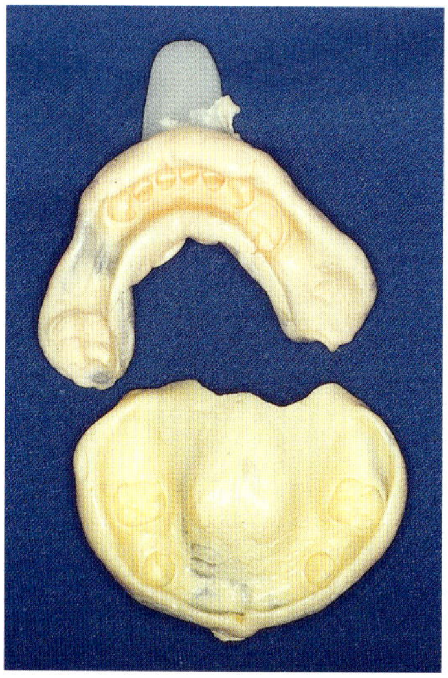

Abb. 71
Funktionsabformung OK und UK

Bissnahme und Relationsbestimmung

Silikon, elastische Registriermassen

Eine Bissnahme sollte immer durchgeführt werden. Anstelle von Putty-pink-Wachs ist es oft besser eine Bissnahme mit Silikon (Abb. 72) oder elastischen Registriermassen durchzuführen.

Sobald in einem Quadranten keine ausreichende vertikale Stabilisierung vorhanden ist, muss eine Bissnahme beziehungsweise Relationsbestimmung mit Bissschablonen (Abb. 73) und Wachswällen durchgeführt werden.

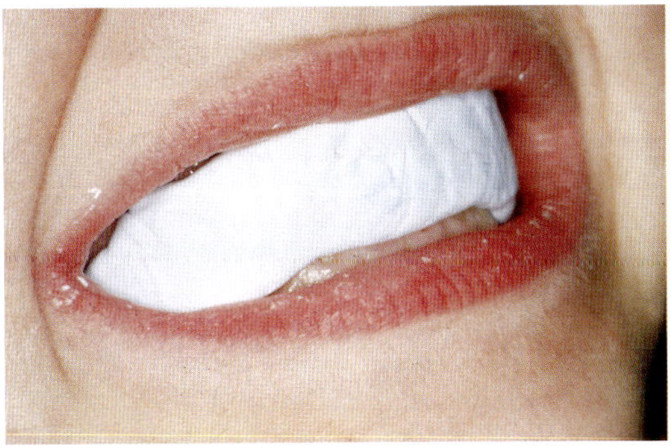

Abb. 72
Relationsbestimmung mit Silikon

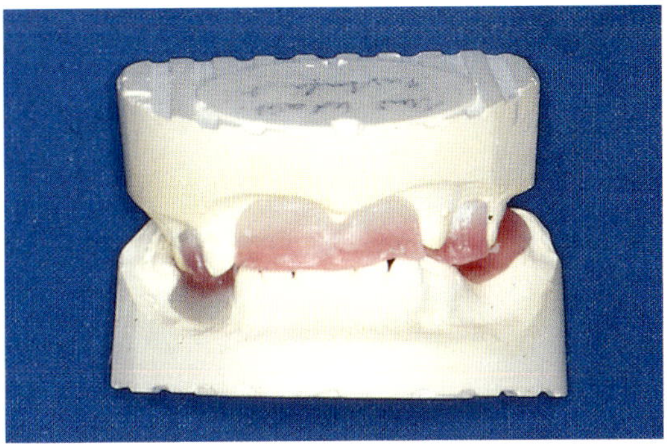

Abb. 73
Relationsbestimmung mit Bissschablone

Einprobe

Wachseinprobe zur Gewöhnung

Eine Wachseinprobe (Abb. 74) sollte im Prinzip immer durchgeführt werden, um den kleinen Patienten schon einmal an den Zahnersatz zu gewöhnen. Sind Unterkiefer und Oberkiefer betroffen, so kann es unter Umständen gerechtfertigt sein, zuerst den einen Kiefer definitiv zu versorgen und den Antagonisten nach einer gewissen Gewöhnungsphase anzuschließen. Die vertikale Dimension muss allerdings stimmen. Diese ist daher bei der Einprobe zu überprüfen.

Bei der Einprobe erleben die Kinder häufig ein Fremdkörpergefühl, was zu einer Ablehnung der therapeutischen Maßnahme führt. Um diese zu minimieren, sind die oben beschriebenen Vorübungen unerlässlich. Es empfiehlt sich, diese eventuell auch nach der Abdrucknahme weiter von den Eltern durchführen zu lassen, unter Umständen mit einem individuellen Löffel, der nach der Erstabformung doppelt angefertigt werden kann.

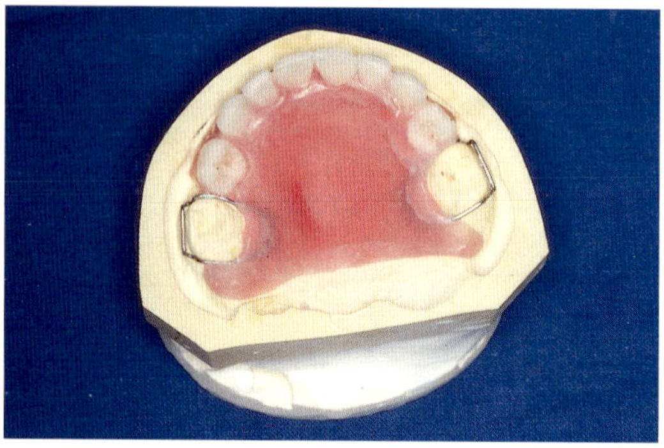

Abb. 74
Aufstellung in Wachs

Halteelemente

Stabilität

Die wichtigste Anforderung an Halteelemente bei Kinderprothesen ist eine relativ gute Stabilität, damit sie das Einsetzen und Herausnehmen der Prothesen ohne große Verformungen aushalten. Grundsätzlich gilt, je mehr Draht ein Halteelement aufweist, umso leichter ist es zu verformen und bedarf relativ häufiger Nachkorrekturen, in deren Folge relativ schnell Ermüdungsbrüche auftreten.

Harter V_2A-Stahldraht

Mittel der Wahl zur Herstellung von Halteelementen ist harter und nicht federharter V_2A-Stahldraht in den Stärken 0,5 bis 0,7 mm, wobei die Stärke vom Ankerzahn abhängt. Da bei der Herstellung relativ viele Biegungen vorgenommen werden müssen, sollte unbedingt harter Draht benutzt werden. Federharter Draht ist von vornherein zu hart und zu stark bruchgefährdet. Im Milch- und Wechselgebiss kommen zwei Klammertypen zur Anwendung: modifizierte C-Klammern im Frontzahnbereich und Adams-Klammern im Molarenbereich.

Modifizierte C-Klammer

Für Frontzähne

Die modifizierte C-Klammer, auch Einarmklammer aus Draht, zeichnet sich durch ihren Verlauf in der Infrawölbung des Ankerzahnes aus (Abb. 75). Das Klammerende sollte unbedingt umgebogen werden, damit es nicht zu Verletzungen kommt.

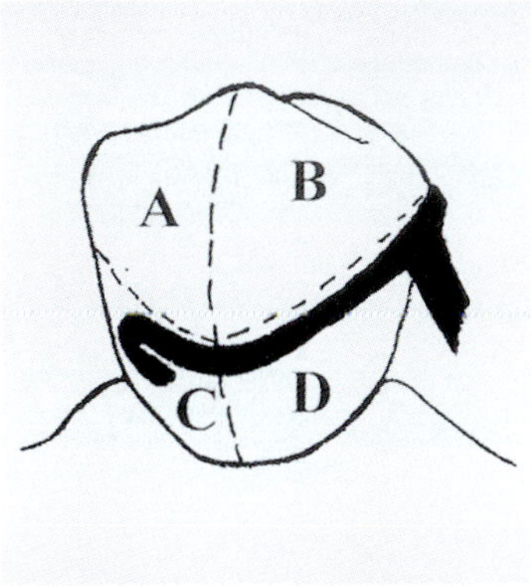

Abb. 75
Verlauf der C-Klammer aus Draht durch die Quadranten C und D mit abgebrochenem Ende

Infrawölbung

Problematisch stellt sich oft die mangelnde Infrawölbung an Milcheckzähnen dar. Diese kann durch das Auftragen von Kompomeren mittels Säure-Ätz-Technik kompensiert werden. Bei der Eingliederung der Prothese kann eine Veränderung der Bukkalfläche adäquat zur Prothese vorgenommen werden. Der so konstruierte künstliche anatomische Äquator sollte den Durchmesser des Klammerdrahtes auf keinen Fall überschreiten, da ein zu starkes Aufbiegen der Klammer während des Ein- und Ausgliederns zu raschen Ermüdungsbrüchen führt.

Anatomischer Äquator

Ein mittels Adhäsivtechnik konstruierter anatomischer Äquator sollte ungefähr drei Viertel des Klammerdurchmessers betragen, was durch eine Reduktion mit einem Diamantfinierer zu erreichen ist.

Adams-Klammer

Indikation

Die von C. P. Adams 1955 beschriebene Klammer ist wegen ihrer großen Stabilität das optimale Halteelement. Im Prinzip ist nur ein Ankerzahn nötig, sodass sie auch bei stark reduziertem Zahnbestand eingesetzt werden kann (Abb. 76, Abb. 77).

Zur Fixation kommen die untersichgehenden Stellen der Molaren infrage. Oft liegen diese Stellen im Milch- und Wechselgebiss subgingival. Hieraus resultiert eine leichte Radierung des Modells um zirka 1 mm in diesem Bereich. Eine optimierte Adams-Klammer liegt im vestibulären Bereich nur mit ihren Füßchen dem Zahn an. Somit ist diese Klammer auch aus prophylaktischen Gründen sehr gut geeignet. Eine Modifikation ist möglich, indem die Adams-Klammer über zwei Zähne verläuft, beispielsweise wenn m_2 distal und m_1 mesial als Ankerzähne fungieren (Abb. 78).

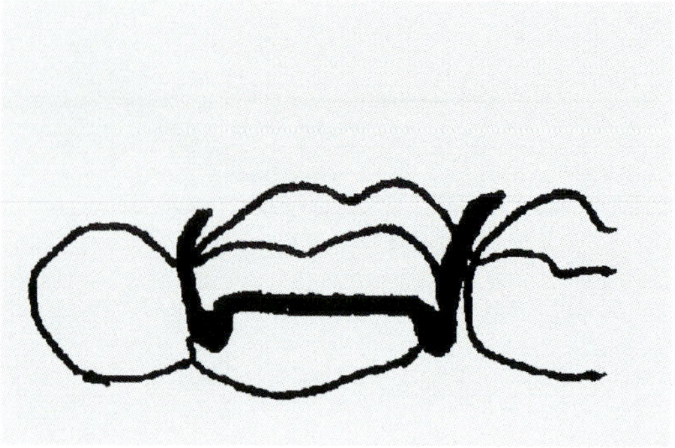

Abb. 76
Klammerverlauf einer Adams-Klammer

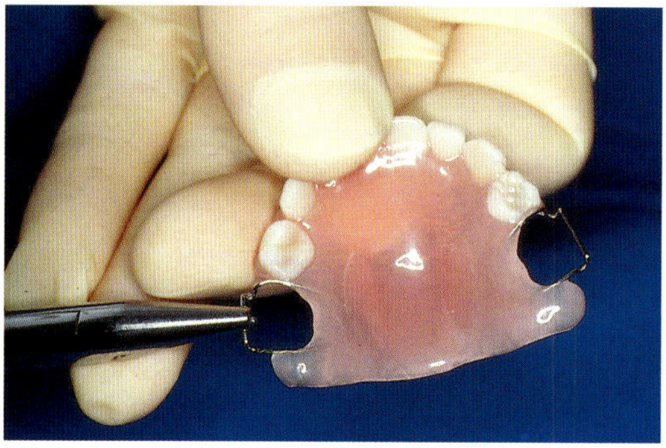

Abb. 77
Aktivierung einer Adams-Klammer mit einer Hohlkehlzange

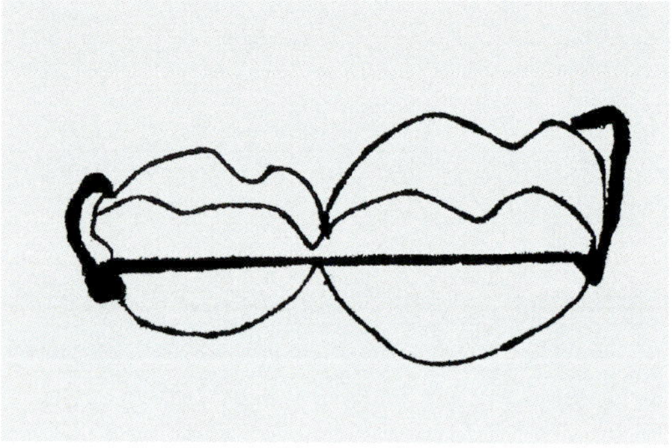

Abb. 78
Doppel-Adams-Klammer mesial m_1, distal m_2

Zähne für Kinderprothesen

Spezielle Bambinizähne für Kinderprothesen werden von einigen Herstellern angeboten. Es handelt sich um Kunststoffzähne aus Acryl, die speziell auf gnathologische Verhältnisse bei Kindern abgestimmt sind. Mit milchig-weiß und weiß-gelb stehen zwei Farbtypen zur Verfügung.

Kunststoffzähne aus Acryl

Fertigstellung und Eingliederung

Bei der Eingliederung sollten neben der Ästhetik, Okklusion und Artikulation besonders die Sprech- und Sprachfunktion nochmals überprüft werden. Auch können sich Kinder sehr schnell auf den zahnlosen Zustand einstellen, sodass besonders auf eine Umstellung der Essgewohnheiten hingewiesen werden muss. Nach der Eingliederung sollten in den darauf folgenden Tagen ein oder mehrere Recalls stattfinden (Abb. 79, Abb. 80).

Auch Sprechfunktion prüfen

Recall

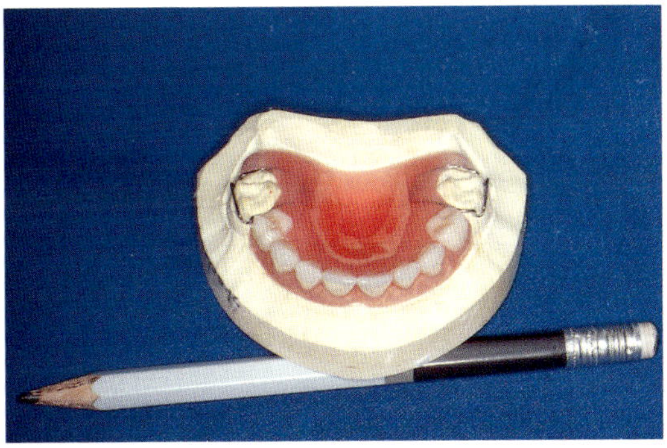

Abb. 79
Fertiggestellte OK-Prothese

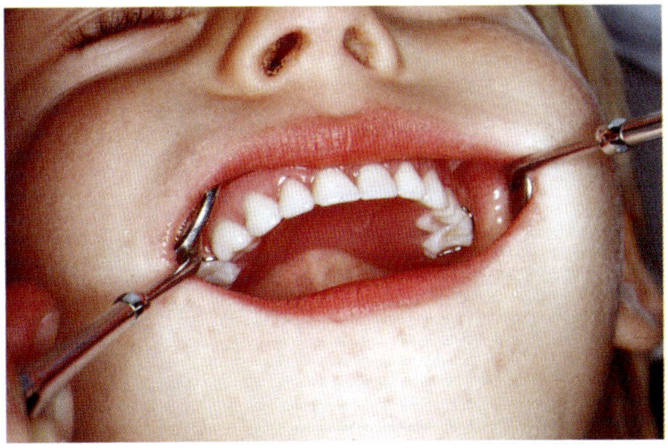

Abb. 80
OK-Prothese in situ

Hafthilfen

Halteelemente

Retentionserhöhung

Bei Totalprothesen ist in den ersten Tagen oft die Verwendung von Hafthilfen zu empfehlen, bis eine ausreichende myofunktionelle Stabilisierung erreicht ist. Ebenso sollten die Halteelemente zu Beginn nicht zu stark aktiviert werden, um die myofunktionelle Stabilisierung zu gewährleisten. Das Auftragen von Kompomeren auf die Bukkalflächen, um eine Infrawölbung mit dem Ziel der Retentionserhöhung herzustellen, sollte unter Umständen auch erst nach ein paar Tagen des Probetragens erfolgen.

Folgen einer prothetischen Versorgung bei Kindern

Zahndurchbruch

Der frühzeitige Milchzahnverlust mit nachfolgender prothetischer Versorgung beeinflusst den Zahndurchbruch besonders im Frontzahnbereich mehr als erwartet (Abb. 81). Offensichtlich als Folge einer Entwicklungshemmung des frontalen Alveolarfortsatzes ist auch die dentale Entwicklung retardiert, d. h., die Zahnkeimentwicklung hinkt hinter der normaler Kinder hinterher. Unklar ist, ob unter dem unphysiologischen Dauerdruck der Prothese eine abnorme Schwächung der Kortikalis des Alveolarfortsatzes eintritt, was die Durchbruchsbeschleunigung der noch unfertigen bleibenden Zähne erklären könnte.

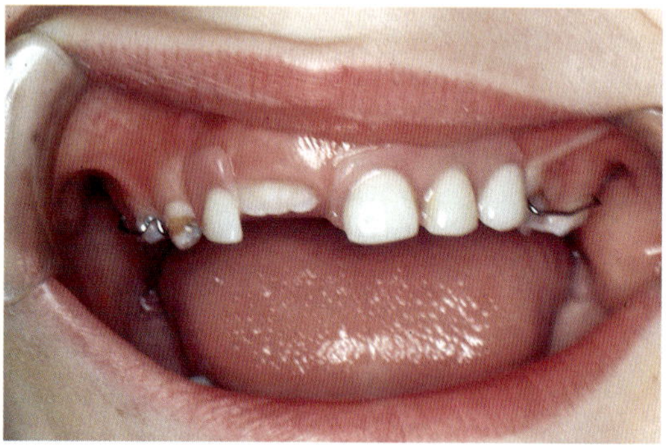

Abb. 81
Freigeschliffene OK-Prothese – Durchbruch Zahn 11

Frühzeitige Milchmolarenextraktion

Ein ähnliches Phänomen findet sich nach frühzeitiger Milchmolarenextraktion. Allerdings kann das fehlende Wurzelwachstum posteruptiv nachgeholt werden, sodass sich die Zahnwurzellänge später nicht mehr von der anderer Kinder unterscheidet.

Darüber hinaus kann die frühe Versorgung und Gewöhnung mit Prothesen unter Umständen zu einer negativen Rückkopplung führen, die sich in einem mangelnden Gesundheitsbewusstsein der Kinder ausdrückt. Fehler der Eltern, die letztendlich die Versorgung indizierten, werden so minimiert und geben dadurch erst den Anstoß für dieses fehlgeleitete Gesundheitsbewusstsein.

Negative Rückkopplung: fehlgeleitetes Gesundheitsbewusstsein

Rakosi schreibt den Milchzähnen einen gewissen potenziellen Wert mit Rezeptorfunktion für die Gebissentwicklung zu. Der vorzeitige Verlust eines Milchzahnes hat somit unmittelbar den Ausfall der Rezeptorfunktion zur Folge. Eine Resorption der Alveole am Ort des Verlustes und der Umbau der Knochenstruktur, die als Folge des Verlustes der Rezeptorfunktion beschrieben werden, konnte nachgewiesen werden.

Ausfall der Rezeptorfunktion

Bei den in unserer Klinik versorgten drei- bis sechsjährigen Kindern mit Kinderprothesen lag die Prothesenakzeptanz bei 96 % (Abb. 82a–b). Dies ist wahrscheinlich auf eine enge Indikationsstellung zurück zu führen.

Prothesenakzeptanz

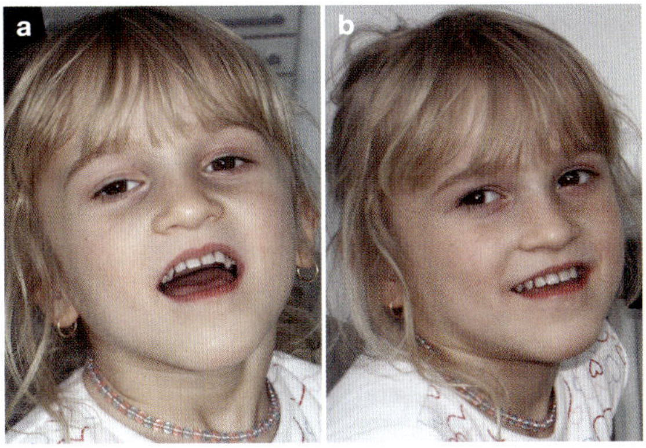

Abb. 82a–b
OK-Prothese

Kinderkronen

Überlebensraten von Milchzähnen mit Kronenversorgung

Vorgefertigte Stahlkronen als Kinderkronen wurden erstmals 1950 von Humphrey eingeführt. Dawson et al. beschrieben sie 1981 als Mittel der Wahl bei der Restauration von Milchzähnen. Im Zeitalter von Kompomeren, die mit Total-Etch-Technik appliziert werden, hat sich diese Ansicht jedoch etwas relativiert.

Mit Stahlkronen versorgte Milchzähne langlebiger

In einer breiten klinischen Studie konnte Braff (1975) zeigen, dass 88,7 % der mit Amalgam gefüllten Milchzähne bis zur Exfoliation eine zweite Versorgung benötigten. Wurden dagegen Kinderkronen eingesetzt, mussten nur 30,3 % der überkronten Milchzähne bis zur Exfoliation erneut therapiert werden. Die Lebensdauer von mit Stahlkronen versorgten Milchzähnen übertrifft in der Regel die der anderer Restaurationstechniken.

Roberts et al. (1990) zeigten, dass 15,4 % der Klasse-I- und II-Amalgamfüllungen nach fünf Jahren ersetzt wurden, jedoch nur 2,8 % der Edelstahlkronen. Die Misserfolgsquote von Füllungstherapien im Vergleich zu Kinderkronen belegten O'Sullivan et al. (1991) in einer retrospektiven Studie an über 80 unter Narkose behandelten Kindern. Bei Amalgamfüllungen lag sie bei 16 %, bei Glasionomer- und Kompositfüllungen bei 20 % und bei Stahlkronen bei 3 %.

Unter der Voraussetzung, dass die Kinderkronen korrekt appliziert (Abb. 83, Abb. 84) und die Risikofaktoren, die zur Entstehung von Milchzahnkaries führten, minimiert werden, ist eine erneute Gefährdung durch Sekundärkaries auszuschließen.

Zeitaufwand für Zahnerhalt geringer

Eriksson 1988 fand heraus, dass der Gesamtzeitaufwand für die Erhaltung eines Milchzahnes bis zum natürlichen Verlust um fast die Hälfte niedriger ist, wenn Stahlkronen anstelle von anderen Restaurationstechniken eingesetzt werden.

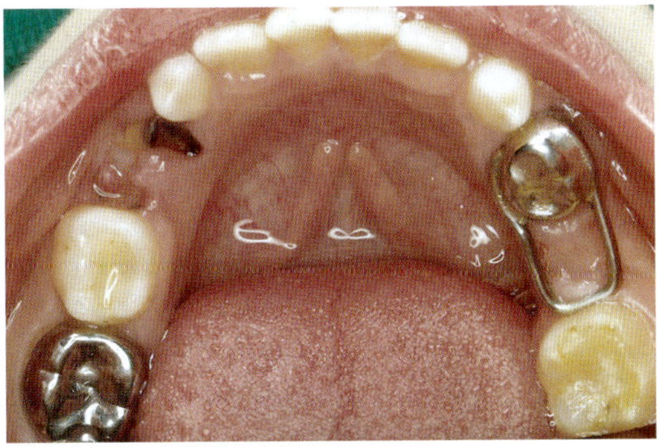

Abb. 83
Kinderkrone Zahn 36, Indikation Schmelzdysplasie, Kinderkrone Zahn 64 mit Platzhalter

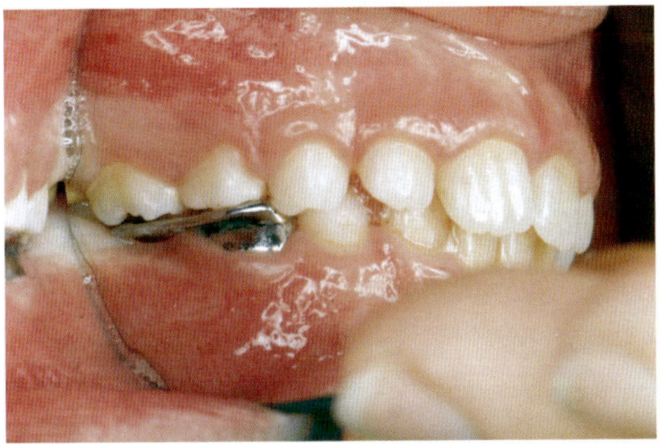

Abb. 84
Kinderkrone Zahn 74 mit Platzhalter, okklusale Verhältnisse (Spiegelaufnahme)

Indikationen und Kontraindikationen

Indikationen

- stark zerstörte Milchmolaren, insbesondere bei Befall mehrerer Zahnflächen vor allem im Molarenbereich
- wenn eine normale Füllungstherapie mit gleichzeitiger Minimierung des Kariesrisikos nicht möglich ist
- als Alternative zu anderen Restaurationen bei hoher Kariesaktivität
- endodontisch versorgte Milchmolaren zur Frakturprophylaxe
- nach Traumen wie etwa Abscherungsfrakturen

- Entwicklungsdefekte beispielsweise Amelogenesis imperfecta, Dentinogenesis imperfecta, hypomineralisierte Zähne, MIH – Molar Incisor Hypomineralisation (Cheese Teeth, IED – Idiopathic Enamel Disturbed)
- als Notfallmaßnahme bei extremer Empfindlichkeit, um dem Patienten eine Nahrungsaufnahme und eine effektive Mundhygiene zu ermöglichen
- Platzhalterfunktion
- umfangreiche Bruxismus-Läsionen
- Interimsversorgung bei bleibenden Molaren bis zur endgültigen prothetischen Versorgung

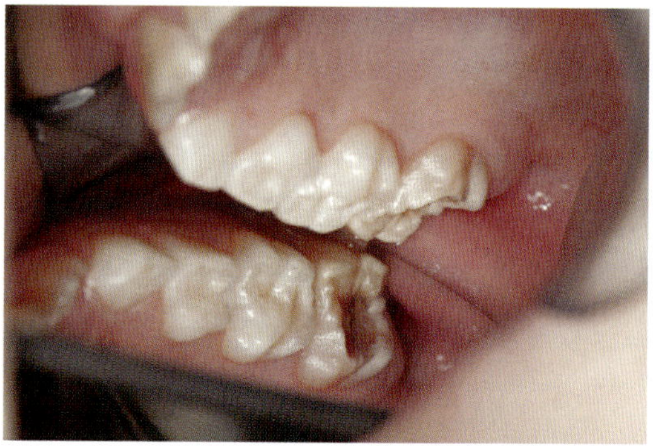

Abb. 85
26 MIH (Spiegelaufnahme)

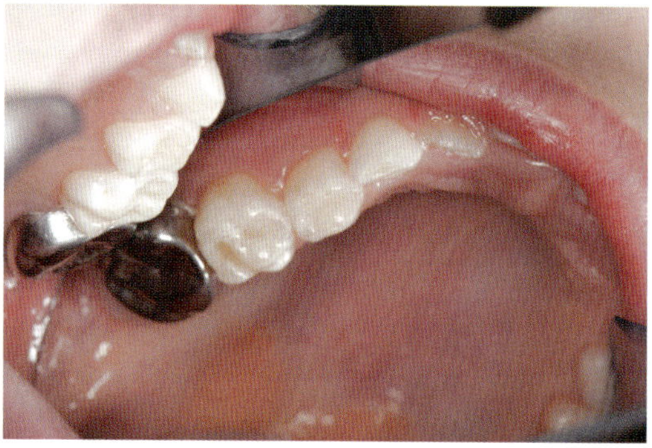

Abb. 86
26 MIH Interimsversorgung Kinderkrone

Kontraindikationen

- mangelnde Behandlungskooperation des Patienten und/oder der Erziehungsberechtigten
- baldige Exfoliation des Milchzahnes; röntgenologisch ist die Hälfte der Milchzahnwurzel resorbiert.
- Die Überkronung würde zu einer Durchbruchsbehinderung des Nachfolgers beziehungsweise Nachbarzahnes führen.
- Eine notwendige endodontische Vorbehandlung kann nicht durchgeführt werden.

Behandlungsablauf

!

Anatomische Besonderheiten der Milchmolaren:

Einige Autoren postulieren folgende anatomische Eigenschaften der Milchzähne, die für die Versorgung relevant sind.

- Schmelzwülste oral und bukkal sind gingival ausgeprägt.
- Bukkaler Wulst liegt weiter apikal.
- Distanz der Schmelz-Zement-Grenze zum Zahnäquator beträgt ca. 2 mm.
- Vom Zahnäquator zur Okklusalfläche besteht eine starke Konvergenz der Krone.

Präprothetische Behandlung

Kariesexkavation:
- einzeitiges Vorgehen
- zweizeitiges Vorgehen

Im Vordergrund steht die vollständige Kariesexkavation, die prinzipiell mit zwei Methoden durchgeführt werden kann. Bei einem einzeitigen Vorgehen mit eventueller endodontischer Behandlung hat sich herausgestellt, dass die Pulpotomie der Kronenpulpa mit der Formokresol-Methode die höchste klinische Erfolgsaussicht hat. Eine Wurzelkanalbehandlung des Milchzahnes ist nach heutigen Erkenntnissen abzulehnen. Bei einem zweizeitigen Vorgehen mit dem Ziel, die Vitalität aufrechtzuerhalten, wird in der ersten Sitzung die Karies teilweise entfernt und mit $CA(OH)_2$ abgedeckt. Anschließend erfolgt ein temporärer Verschluss. Ungefähr drei Monate später erfolgen die endgültige Exkavation und die definitive Versorgung. Beim zweizeitigen Vorgehen besteht immer noch die Möglichkeit, zu einem späteren Zeitpunkt auch nach Anfertigung der Krone transokklusal eine endodontische Maßnahme vorzunehmen.

Auf eine Aufbaufüllung kann unter Umständen verzichtet werden. Der Substanzdefekt wird mit dem Befestigungsmaterial ausgeglichen.

Parapulpäre und intrapulpäre Stifte sind bei Milchzähnen nicht indiziert. Bei tief zerstörten bleibenden Molaren, die mit einer Kinderkrone temporär versorgt werden, können Stifte Anwendung finden.

Zur Auswahl stehende Kronenarten

Konfektionierte Kronen

Zwei Legierungen

Kinderkronen (Abb. 87) unterscheiden sich in der Gestaltung der Okklusalfläche und der Länge der axialen Wände. Bei den Kronenlegierungen stehen zwei Arten zur Wahl:

- rostfreier Stahl (67 % Eisen, 10 bis 13 % Nickel, 17 bis 19 % Chrom, 4 % weitere Elemente) sowie
- Nickel-Chrom-Legierungen (72 % Nickel, 14 bis 17 % Chrom, 6 bis 10 % weitere Elemente)

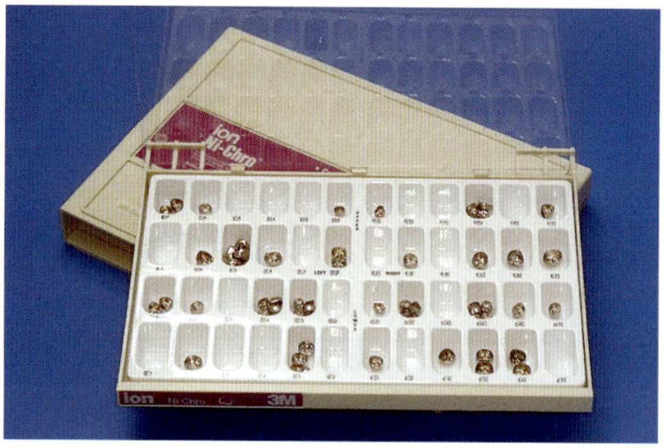

Abb. 87
Kinderkronensortiment

!

In der Literatur werden folgende Anforderungen an Kinderkronen gestellt:

- Okklusale Fissuren der Krone dürfen nicht allzu tief sein. Die Folge okklusaler Hindernisse kann sein, dass okklusal zu viel Substanz reduziert werden muss.
- Approximal darf keine große Supra- beziehungsweise Infrawölbung vorhanden sein. Auch hier wäre sonst eine zu starke Präparation nötig.
- Die Kinderkrone muss 1 bis 2 mm länger sein als die durchschnittlich klinische Kronenlänge des entsprechenden Zahnes, da sonst keine Anpassung möglich ist.
- Die Okklusalfläche der Kinderkrone soll etwas breiter sein, als die des entsprechenden Zahnes, da sonst eine zu starke Präparation nötig ist.

Anfertigung von Kinderkronen

Klinische Parameter

Klinische Parameter, die bei der Anfertigung einer Kinderkrone zu berücksichtigen sind:

Ein unter Umständen erforderliches Röntgenbild soll Auskunft über apikale Region, Exfoliation und anatomische Verhältnisse geben.

Zudem sollte immer eine ausreichende Lokalanästhesie durchgeführt werden – auch bei devitalen Zähnen, da eine Traumatisierung des marginalen Parodonts zu erwarten ist und Schmerzen während der Behandlung immer Kompromisse in der Behandlungsqualität nach sich ziehen. Die Anästhesie sollte daher eine ausreichende Tiefe haben, um auch nach dem Zementieren eine entsprechend lange Analgesie zu gewährleisten.

Die Anwendung von Kofferdam bringt besonders bei der lingualen und palatinalen Präparation Vorteile. Zur Okklusionskontrolle muss dieser allerdings wieder entfernt werden.

Im Vordergrund steht eine zahnschonende Präparation mit Schonung der zervikalen Schmelzwülste bukkal und lingual. In Kombination mit einer optimalen Mundhygiene garantieren gerade Kronenränder in diesen Bereichen eine gute Prognose der angefertigten Krone.

Präparation

Einige Autoren (Fieldmann et al., Page, Rapp) propagieren eine Präparation ohne supragingivale Unterschnitte. Mehrere Untersuchungen stellen jedoch klar heraus, dass eine Zahn schonende Präparation mit einer Retention in den bukkalen und lingualen Schmelzwülsten von Vorteil ist. Ziel der Präparationstechnik soll eine optimale marginale Adaptation sein, um möglichst atraumatische parodontale Verhältnisse herzustellen.

Ziel: optimale marginale Adaptation

Es empfiehlt sich eine zirkuläre tangentiale Präparation (Abb. 88), die leicht nach supragingival ausgedehnt wird. Okklusal soll durch Substanzabtragung ein Abstand von 1,5 mm erreicht werden (Abb. 89). Approximal soll eine genügende Separation erfolgen, sodass die Kinderkrone ohne Widerstand adaptiert werden kann.

Zirkuläre tangentiale Präparation empfohlen

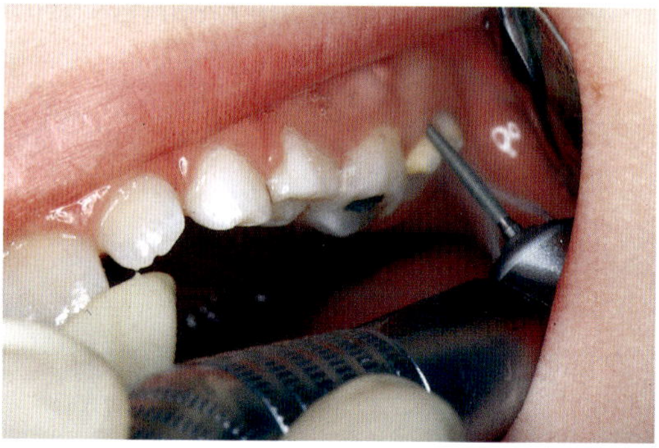

Abb. 88
Zirkuläre tangentiale Präparation des Zahnes 26 (Schmelzdysplasie)

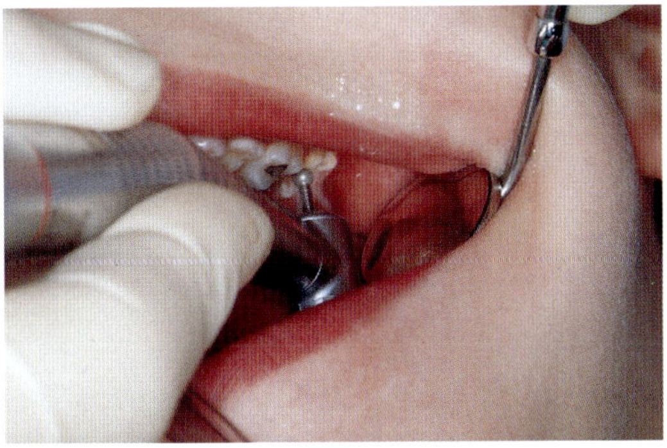

Abb. 89
Okklusale Reduktion Zahn 26

Eine Infrawölbung ist unbedingt anzustreben (Abb. 90), um ein Einschnappen der Krone zu gewährleisten. Durch die Materialeigenschaften ist dieser „Schnappeffekt" jedoch eingeschränkt, sodass die Infrawölbung nicht zu stark ausgeprägt sein darf. Am besten erreicht man dies durch Reduktion des anatomischen Äquators, der bei Milchzähnen stark ausgeprägt ist.

Infrawölbung anstreben

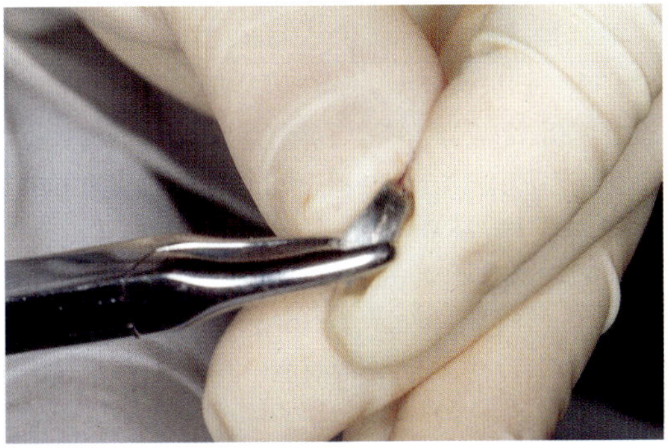

Abb. 90
Nachkonturierung der Infrawölbung

Adaptation der Krone

Eine gute marginale Adaptation kann nur mit einer zuvor perfekt ausgewählten Krone erreicht werden. Um die passende Größe zu ermitteln, gibt es mehrere Verfahren:

Kronengröße

- Messen der Zahngröße mit einem Tasterzirkel
- Messen der Lücke in mesial-distaler Richtung
- Auswahl der Krone, die gerade noch über den Zahn passt

Die Auswahl einer Krone, die gerade noch über den Zahn passt, wird in der Literatur häufiger empfohlen und scheint die praxisrelevanteste mit dem geringsten Zeitaufwand zu sein.

Kronenlänge anpassen

Anschließend muss die Krone auf die richtige Länge gebracht werden. Dieser Arbeitsschritt ist einer der schwierigsten und bedarf etwas Übung. Am Anfang kann es häufiger vorkommen, dass eine Krone verschnitten wird.

Vorgehen

Bei der in situ gebrachten Krone wird im distalen und mesialen Bereich der okklusale Überstand zur Nachbarrandleiste mit einer Sonde horizontal gezeichnet. Um diese Höhe muss anschließend die Krone parallel zum marginal verlaufenden Gingivarand gekürzt werden. Es empfiehlt sich, ebenfalls den marginalen Gingivarand anzuzeichnen. Eine perfekt adaptierte Krone sollte den Konturen des natürlichen Zahnes möglichst nahekommen. Für die Grob- und Feinkonturierung werden Konturierzangen verwendet. Die Okklusionsflächen können ebenfalls bei Gleithindernissen in ihrer Kontur verändert werden.

Kontrolle

Beim Einsetzen der Krone kommt es zu einem druckknopfartigen Einschnappen. Anschließend sollte die Länge der Krone nochmals mit einer feinen, gebogenen Sonde kontrolliert werden. Bevor nun die Krone zementiert werden kann, sollte unter Umständen noch einmal eine Feinkonturierung vorgenommen werden. Durch das Ausgliedern der Krone wird diese aufgebogen, was durch die Materialeigenschaften nicht kompensiert wird. Die am Kronenrand entstandenen Grate werden mit einem Schleifkörper abgeschliffen und anschließend poliert.

Plaqueakkumulation

Die marginale Plaqueakkumulation ist von der Oberflächenpolitur abhängig. Eine Korrelation der Plaqueakkumulation zu verschiedenen Kronenfabrikaten konnte von Myers et al. nicht nachgewiesen werden. Nach Myers et al. ist der gingivale Entzündungsgrad in der Nachbarschaft einer Kinderkrone in hohem Maße von der Passgenauigkeit abhängig. Keinen Einfluss auf die gingivale Gesundheit hat dagegen die Liegedauer einer Kinderkrone.

Einsetzen der fertigen Krone

Nach Myers et al. und Savide et al. ist die Retention zu einem großen Teil vom verwendeten Zement, aber in geringem Maß von der Präparationsart abhängig. Eine Untersuchung von Noffsinger et al. zeigte, dass bei der Retention kein Unterschied zwischen Zinkphosphatzement, Glasionomerzement und Polykarboxylatzement vorliegt.

Retention

Die Krone wird bis zu zwei Drittel mit Zement gefüllt und anschließend eingegliedert. Dabei empfiehlt sich ein Einschnappen von oraler Seite mit einem Winkel von 45 Grad zur Okklusionsebene. Bei größeren Kavitäten muss die Krone vollständig mit Zement gefüllt werden. Besonders bei Zinkphosphatzement wird der Zementüberschuss mit Vaseline abgedeckt, was eine bessere Entfernung gewährleistet. Zum Abschluss findet eine Okklusions- und Artikulationskontrolle statt mit anschließender Fluoridierung.

Eingliedern von oral, 45 Grad zur Okklusion

Okklusions- und Artikulationskontrolle, Fluoridierung

!

Nachteile und Komplikationen bei Kinderkronen:

- Ästhetik
- Verlust der Krone wegen mangelnder Retention
- Sekundärkaries
- mangelnde Randadaptation
- Behinderung des Durchbruchs von Nachbarzähnen
- Gefahr der Aspiration beziehungsweise des Verschluckens

9
Betreuung von behinderten Kindern

Hans-Joachim Maiwald

Empfehlungen für die zahnärztliche Praxis

Behinderte sind Personen, die durch angeborene oder erworbene Schädigungen mit unterschiedlichem Schweregrad bleibend geistig, körperlich oder seelisch beeinträchtigt sind. Diese Beeinträchtigung resultiert zum einen aus der gegebenen Schädigung, zum anderen aus den Folgen dieser Schädigung im sozialen Umfeld. Die Betreuung eines behinderten Kindes kann sich sehr unterschiedlich gestalten, von dem Verbergen des Kindes als Makel für diese Familien bis hin zur bedingungslosen Aufopferung für das vermeintliche Wohl des Kindes.

Betreuungsziel

Das Ziel der Betreuung ist die Entwicklung einer eigenständigen Persönlichkeit im Rahmen der persönlichen und gesellschaftlichen Möglichkeiten. Diese Aufgabe ist nur in einer interdisziplinären Zusammenarbeit zwischen Medizinern, Pädagogen, Psychologen und den Eltern zu meistern.

Arten der Behinderung

Zu den behinderten Kindern gehören Sehgeschädigte (Blinde, Sehschwäche), Hörgeschädigte (Gehörlose, Schwerhörige, Ertaubte), Sprachgeschädigte, Körperbehinderte, neuropsychologisch Behinderte und chronisch Kranke. Die Auswirkungen auf die orale Situation sind in Abhängigkeit von der Schädigung natürlich sehr unterschiedlich. Noch differenzierter gestaltet sich dann die zahnärztliche Betreuung.

Erhöhtes Erkrankungsrisiko

Generell ist das Risiko für Karies und Parodontalerkrankungen bei Behinderten wesentlich höher. Verantwortlich dafür ist zum einen die Ernährung, die in vielen Fällen von der Ernährung Nichtbehinderter abweicht. Der Verzehr an zuckerhaltigen Nahrungs- und Genussmitteln ist in der Regel höher, dazu kommt oft die längere Verweildauer im Mund. Weiterhin werden zahlreiche Medikamente eingenommen, die zum Teil eine Verminderung der Speichelsekretion zur Folge haben. Dadurch und durch oft unzureichende Kautätigkeit ist die Selbstreinigung der Mundhöhle herabgesetzt. Weiterhin ist die manuelle Mundhygiene in vielen Fällen unzureichend, sodass die plaquebedingten Erkrankungen sich intensiver entwickeln können.

Zahnärztliche Betreuung

Die zahnärztliche Betreuung von behinderten Kindern gestaltet sich oft nicht problemlos. Es muss entschieden werden, ob ein derartiges Kind in der zahnärztlichen Praxis betreut und behandelt werden kann. Dies ist abhängig von den räumlichen Gegebenheiten (z. B. ob ein Rollstuhl die Praxis erreichen kann usw.), von der Kooperation des behinderten Kindes, von den Fähigkeiten des Zahnarztes und oft leider auch von finanziellen Mitteln, da die Behandlung sehr zeitintensiv ist.

Erstaunlich ist, dass sehr viele behinderte Kinder durchaus in einer zahnärztlichen Praxis betreut werden können, wenn sich das Personal darauf einstellt. Die Betreuung von Behinderten sollte sich möglichst im Rahmen der Familienbetreuung bewegen. Hierdurch ist der Aufbau eines Vertrauensverhältnisses wesentlich besser möglich. Die Anwesenheit der Eltern bei der Behandlung bringt für das Kind mehr Geborgenheit und damit für die Behandlung bessere Voraussetzungen.

In Familienbetreuung einbinden

Betreuungsempfehlungen

Präventives Betreuungsprogramm

1. Wichtigste Aufgabe ist es, möglichst frühzeitig Kontakt zu den Eltern und dem Kind zu bekommen, um ein präventives Betreuungsprogramm aufbauen zu können. Dadurch kann die Zahl der Behandlungen drastisch gesenkt werden. Dies ist nur in Zusammenarbeit mit den Eltern zu realisieren und bedarf einer starken Motivation, die auch immer wieder aufgefrischt werden muss. Dazu gehören die Ernährungslenkung, die Fluoridprophylaxe und die Durchsetzung eines effektiven Mundhygieneregimes. Da die Kinder dazu meistens nur ungenügend in der Lage sind, ist dies ohne den engagierten Einsatz der Eltern nicht lösbar.

Vertrauensaufbau

2. Ein möglichst früher Kontakt zum Kind ist auch für den Aufbau eines guten Vertrauensverhältnisses notwendig. Das Kind sollte in Zusammenarbeit mit den Eltern die Atmosphäre der zahnärztlichen Praxis frühzeitig kennen lernen, so lange noch keine Behandlung notwendig ist. Dazu gehört die Gewöhnung an die Umgebung, das Personal, den Behandlungsstuhl usw. Man muss davon ausgehen, dass das Kind bereits negative Erfahrungen mit Menschen im weißen Kittel gemacht hat. Der Abbau dieser negativ geprägten Emotionen benötigt oft viel Geduld und Zeit. Auf der anderen Seite zahlt sich die Mühe später durch das gewachsene Vertrauensverhältnis bei der Behandlung aus. Ganz besonders intensiv muss diese Gewöhnungsphase bei Kindern sein, die durch ihre Behinderung Pro-

bleme bei der Kontaktaufnahme haben, beispielsweise bei Blinden, Tauben oder neuropsychologisch Gestörten.

Konsequente Schmerzvermeidung

3. Auch die Vorbereitung auf die Behandlung gestaltet sich sehr unterschiedlich. Hier muss individuell entschieden werden, ob eine Prämedikation hilfreich sein kann. Oft bringt aber auch das aktive Erleben Vorteile, weil es das Vertrauen stärken kann. Auf jeden Fall sollte eine konsequente Schmerzvermeidung angestrebt werden.

Anhaltender Behandlungserfolg

4. Wichtig ist eine gute Behandlungsplanung mit der Zielstellung, die Zahl der Behandlungen stark zu reduzieren. Es sollten Behandlungsmaßnahmen gewählt werden, die möglichst risikofrei einen lang anhaltenden Behandlungserfolg garantieren.

Recall

5. Ein gutes Recall-System verhindert die Entstehung von schwereren Erkrankungsstadien und frischt den Kontakt mit den Kindern wieder auf.

Intubationsnarkose

6. Es besteht auch für eine zahnärztliche Praxis die Behandlung in Intubationsnarkose, wenn dazu die notwendige Einrichtung und entsprechendes Personal vorhanden ist. Oft gelingt dies in Zusammenarbeit mit dem Krankenhaus.

Überweisung

7. Falls die Behandlungsmöglichkeiten der zahnärztlichen Praxis überschritten werden, ist eine rechtzeitige Überweisung an eine Einrichtung, die für die Betreuung von Behinderten eingerichtet ist, zu realisieren.

Zusammenarbeit mit einer Behinderteneinrichtung

Gemeinsame Betreuungsstrategie

Gelegentlich bietet sich für den Zahnarzt auch die Zusammenarbeit mit einer Behinderteneinrichtung an. Wenn auch die Gesetzeslage dieses Vorhaben nicht unbedingt erleichtert, gibt es aber bereits durchaus vorbildliche Beispiele. Wichtig ist hierbei eine gute Kooperation zwischen Zahnarzt und dem Leiter bzw. dem Personal der Behinderteneinrichtung. Gemeinsam wird eine Betreuungsstrategie aufgebaut. Dazu gehört die umfassende Information über die Ursachen und die Präventionsmöglichkeiten der Karies und den Parodontalerkrankungen, die Bereitstellung der notwendigen Voraussetzungen für die Realisierung eines Präventionsprogramms (zum Beispiel Zahnbürsten, Zahnputzbecher, Festlegung der Aufgabengebiete des Personals usw.), ein Training der Mitarbeiter und die Organisation der regelmäßigen Untersuchungen und Behandlungen. Weiterhin sollten jährlich die Ergebnisse gemeinsam diskutiert und der Plan für die nächsten Aufgaben abgesteckt werden.

Insgesamt ist die Betreuung von Behinderten eine schwierige Aufgabe, die den Einsatz aller Beteiligten fordert. Aber auch ein Behinderter hat das Recht auf eine adäquate zahnärztliche Betreuung.

Anhang

Literatur

Braff, M. H.: A comparsion between stainless steel crowns and multisurface amalgams in primary molars. J Dent Child 42: 474–478 (1975)

Cameron, A., Widmer, R.: Handbook of Pediatric Dentistry. Sydney 1998

Croll, P.: Edelstahlkronen für bleibende Molaren. Quintessenz 38: 1821–1835 (1987)

Croll, P., et al.: Impaction of permanent posterior teeth by overextended stainless steel crown margins. J Pedodont 5: 240–244 (1981)

Croll, P., et al.: Primary molar stainless steel crown restoration. Quintessence International 17: 221–226 (1986)

Einwag, J.: Die Auswirkungen konfektionierter Stahlkronen auf die Gesundheit des Parodontiums im Milch- und Wechselgebiss. Dsch Zahnärztl Z 38 (1983)

Einwag, J.: Zahnersatz – Kinderkronen und -prothesen. Kinderzahnheilkunde PdZ spezial. München 1997

Einwag, J., Pieper, K.: Kinderzahnheilkunde. München, Jena 2001

Eriksson, A., et al.: Restoration of deciduous molars with ironcrowns: retention and subsequent treatment. Proc Finn Dent Soc 84: 95–99 (1988)

Fieldman, B. S., et al.: A simple efficient method for utilizing the stainless seel crown. J Dent Child 46: 464–469 (1979)

Full, C. A., et al.: Stainless steel crowns for deciduous molars. J Am Dent Ass 89: 360–364 (1974)

Humphrey, W.: Uses of chrome steel in children's dentistry. Dent Survey 26: 945–949 (1950)

Künzel, W.: Kinderstomatologie. Leipzig 1988

Kurz, R. Roos, R.: Pädiatrie. Checklisten. Stuttgart 1999

Koch, G., et al.: Kinderzahnheilkunde – ein klinisches Konzept. Berlin, Chicago, London, Sao Paulo, Tokio 1994

Maiwald, H.-J. (Hrsg.): Kinderzahnheilkunde. Grundlagen, erfolgreiche Konzepte und neue Methoden der Kinderbehandlung in der Zahnarztpraxis. Loseblattwerk, Balingen 1995–2000

Mathewson, R. J., Primosch, R. E.: Fundamentals of Pediatric Dentistry. Chicago 1995

Mink, J. R., et al.: The stainless steel crown. J Dent Child 35: 186–196 (1968)

Myers, R., et al.: The effect of cement type and tooth preparation on the retention of stainless steel crowns. J Pedodont 5: 275–280 (1981)

Myers, R., et al.: The effect of polish technics on surface smoothness and plaque accumulation on stainless steel crowns. Pediat Dent 2: 275–278 (1980)

Nash, D. A.: The nickel-chromium crown for restoring posterior primary teeth. J Am dent Ass 10: 44–49 (1981)

Noffsinger, P., et al.: Effects of polycarbonate and glass inomer cements on stainless steel crown retention. Pediat Dent 5: 68–71 (1983)

Pinkham, J., et al.: Pediatric Dentistry. Philadelphia 1999

Peterson, S., et al.: Scanning electron microscope study of stainless steel crown margins. J Dent Child 45: 376–380 (1978)

Rapp, R.: A simplified yet precise technic for the placement of stainless steel crowns on primary teeth. J Dent Child 33: 101–109 (1966)

Rector, A.: The influence of tooth preparation and crown manipulation on the mechanical retention of stainless steel crowns. J Dent Child 52: 422–427 (1985)

Savide, L.: The effect of tooth preparation on the retention of stainless steel crowns. J Dent Child 46: 385–389 (1979)

Schriftenreihe der Akademie Praxis und Wissenschaft in der DGZMK (Hrsg.): Kinderzahnheilkunde – eine interdisziplinäre Aufgabe. München, Wien 1995

Splieth, Ch.: Kinderzahnheilkunde in der Praxis. Berlin 2002

Staehle, H. J., Koch, M. J.: Kinder- und Jugendzahnheilkunde. Köln 1996

Stöckli, P. W., et al.: Zahnmedizin bei Kindern und Jugendlichen. Stuttgart 1994

Weber, L.: Gingival health following placement of stainless steel crowns. J Dent Child 41: 186–189 (1974)

Wyne, A. H.: Early childhood caries: nomenclature and case definition. Community Dent Oral Epidemiol 27: 313-315 (1999)

Abbildungsverzeichnis

Egbert J. Körperich, 14197 Berlin: Abb. 1-3, 10-25, 56a-c, 65, 68-86

Hans-Joachim Maiwald, 23970 Wismar: Abb. 4-9, 26-55, 57-64, 66-67

Mit freundlicher Genehmigung:

Georg Thieme Verlag KG, 70469 Stuttgart: Tab. 1a-b

MEDICE Arzneimittel Pütter GmbH & Co. KG, 58638 Iserlohn: Abb. 65

Sachverzeichnis

Ihre individuelle Bibliothek der praktischen Zahnheilkunde!

Die kompakten Spitta-Fachbücher greifen aktuelle Themen der Zahnmedizin praxisnah auf und bringen sie zielgerichtet auf den Punkt. Lösungsorientiert unterstützen sie den Zahnarzt in seinem beruflichen Alltag – durch praxisorientiertes und praxiswirksames Expertenwissen.

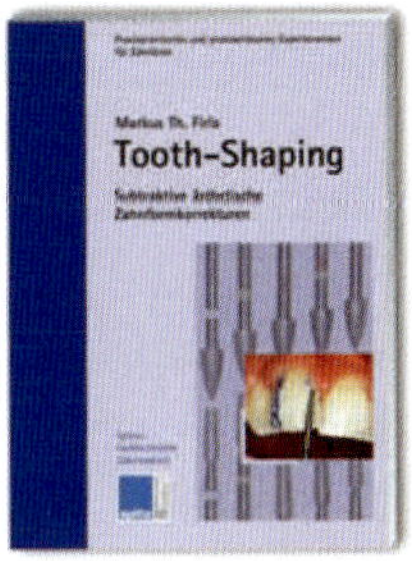

Markus Th. Firla

Tooth-Shaping

Subtraktive ästhetische Zahnformkorrekturen

126 Seiten, 117 Farbabbildungen, Fallbeispiele
ISBN 978-3-938509-02-9, € 34,80

Die erste deutschsprachige Darstellung von Theorie und Praxis der schonenden und ästhetischen Zahnhartsubstanz-Abtragung. Das richtige Vorgehen wird Schritt für Schritt anhand zahlreicher klinischer Bilder erläutert. Dabei wird der Instrumenteneinsatz ebenso berücksichtigt wie die anschließende Rechnungslegung.

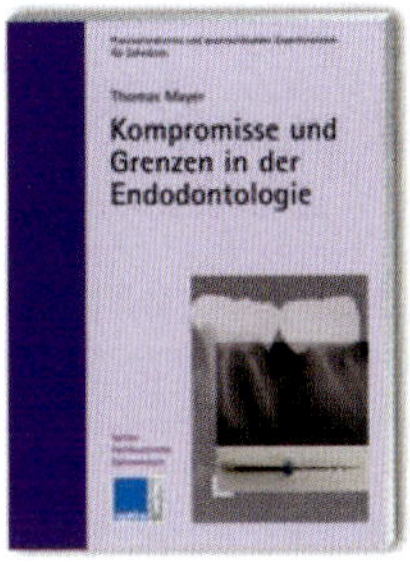

Thomas Mayer

Kompromisse und Grenzen in der Endodontologie

206 Seiten, 158 Abbildungen, langjährig dokumentierte Fallbeispiele
ISBN 978-3-934211-84-1, € 34,80

Eine intensive Auseinandersetzung mit den Schwierigkeiten der endodontischen Behandlung – unter dem Blickwinkel des medizinisch Möglichen und den Bedingungen unseres Gesundheitssystems.
Der Leitfaden unterstützt den Zahnarzt, besondere Fälle der endodontischen Behandlung noch besser abzuwägen, vorzubereiten und durchzuführen.

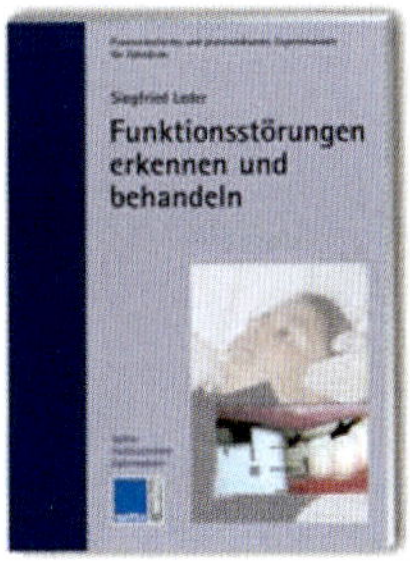

Siegfried Leder

Funktionsstörungen erkennen und behandeln

210 Seiten, 77 Abbildungen, ausführliche Schmerzfragebögen
ISBN 978-3-938509-06-7, € 34,80

Eine umfassende, auf die Praxis zugeschnittene Auseinandersetzung mit der kraniomandibulären Dysfunktion. Der Autor stellt die diagnostischen und therapeutischen Möglichkeiten ausführlich dar, geht auf besondere Behandlungssituationen ein und beschreibt die allgemeinen Grundlagen der CMD.

spitta

Spitta Verlag GmbH & Co. KG
Ammonitenstraße 1
72336 Balingen
Telefon: 07433 952 - 0
Fax: 07433 952 - 111

Mehr Informationen und Leseproben finden Sie im Internet unter
www.spitta.de/fachbuecher